DIETA AMICHEVOLE ENDOCRINA PER PRINCIPIANTI 2024

Suggerimenti nutrizionali essenziali per un sistema endocrino sano

La dottoressa Sarah Matthews

Una sentita nota di gratitudine

Caro lettore,

Grazie per aver scelto di intraprendere questo viaggio verso una salute e un benessere migliori attraverso la "Dieta Amica del Sistema Endocrino". Il tuo interesse nel conoscere il ruolo cruciale svolto dalla nutrizione nel sostenere il sistema endocrino è davvero encomiabile.

Sono profondamente grato per il tempo e gli sforzi che dedichi alla comprensione e all'implementazione di questi principi dietetici nella tua vita. Il tuo impegno nel migliorare la tua salute è fonte di ispirazione ed è mia sincera speranza che questo libro costituisca per te una risorsa preziosa.

Questo libro è stato creato con l'obiettivo di fornire informazioni chiare, complete e utilizzabili per aiutarti a raggiungere l'equilibrio ormonale e la vitalità generale. La tua fiducia in questa guida significa moltissimo per me e sono onorato di far parte del tuo percorso verso la salute.

Grazie per avermi permesso di condividere questa conoscenza con voi. Possa tu trovare gli approfondimenti e i consigli pratici contenuti in queste pagine sia illuminanti che incoraggianti.

Ti auguro salute, felicità e armonia,

La dottoressa Sarah Matthews.

SOMMARIO

Capitolo 4: Cibi e sostanze da evitare

- Interferenti endocrini negli alimenti
- L'impatto degli alimenti trasformati e degli zuccheri
- Evitare additivi e conservanti dannosi per gli ormoni
- Il ruolo dei pesticidi e delle tossine ambientali
- Ridurre l'esposizione agli xenoestrogeni

Capitolo 5: Progettare il tuo piano alimentare amico del sistema endocrino

- Principi di pianificazione dei pasti per la salute ormonale
- Creare pasti equilibrati
- Esempi di piani pasto
- Suggerimenti per la preparazione e la cottura dei pasti
- Incorporare varietà e cibi stagionali

Capitolo 6: Considerazioni speciali e aggiustamenti

- Aggiustamenti della dieta per condizioni endocrine specifiche
- Affrontare i disturbi della tiroide attraverso la dieta
- Sindrome dell'ovaio policistico (PCOS) e nutrizione
- Salute surrenale e supporto dietetico
- Gestione del diabete e della resistenza all'insulina

Capitolo 7: Fattori legati allo stile di vita per una salute endocrina ottimale

- L'importanza dell'esercizio fisico regolare
- Tecniche di gestione dello stress
- Sonno ed equilibrio ormonale
- Il ruolo dell'idratazione
- Ridurre l'esposizione alle tossine ambientali

Capitolo 8: Integratori e Rimedi Naturali

- Integratori chiave per la salute endocrina
- Rimedi erboristici e adattogeni
- Uso sicuro degli integratori
- Consulenza con operatori sanitari

Capitolo 9: Monitorare i tuoi progressi e rimanere motivati

- Monitoraggio della salute ormonale
- Tenere un diario degli alimenti e dei sintomi
- Stabilire obiettivi realistici
- Rimanere motivati e superare le sfide
- Storie di successo e testimonianze

Capitolo 10: Ricette per una dieta favorevole al sistema endocrino

- Idee per la colazione
- Ricette per pranzo e cena
- Snack e frullati
- Dessert e dolcetti
- Guide alle ricette facili da seguire

Conclusione

- Riepilogo dei principi di una dieta favorevole al sistema endocrino
- Strategie a lungo termine per il mantenimento della salute ormonale
- Considerazioni finali e incoraggiamento

Appendici

- Glossario di termini
- Risorse per ulteriori letture
- Elenchi di controllo sulla salute endocrina
- Grafici di conversione e guide alle misurazioni

Riferimenti

- Studi e fonti scientifiche
- Lettura consigliata

introduzione

L'importanza della salute endocrina

Il sistema endocrino è una complessa rete di ghiandole che producono, immagazzinano e rilasciano ormoni. Questi ormoni sono essenziali per regolare un'ampia gamma di funzioni corporee, tra cui il metabolismo, la crescita e lo sviluppo, la funzione dei tessuti, la funzione sessuale, la riproduzione, il sonno e l'umore, tra gli altri. Gli ormoni sono messaggeri chimici che viaggiano attraverso il flusso sanguigno verso organi e tessuti, indirizzandoli su cosa fare e quando farlo.

Mantenere un sistema endocrino sano è fondamentale perché garantisce che l'ambiente interno del corpo rimanga stabile ed equilibrato, nonostante i cambiamenti nell'ambiente esterno. Questa omeostasi è vitale per la salute e il benessere. Quando il sistema endocrino funziona in modo ottimale, può avere profondi effetti positivi sui livelli di energia, sull'umore, sulla gestione del peso, sulla fertilità e sulla salute fisica e mentale generale.

Gli squilibri ormonali possono portare a numerosi problemi di salute, come disturbi della tiroide, diabete, sindrome dell'ovaio policistico (PCOS), insufficienza surrenalica e osteoporosi. Queste condizioni possono avere un impatto significativo sulla qualità della vita, rendendo essenziale comprendere e sostenere la salute endocrina in modo proattivo.

Comprendere gli ormoni e il sistema endocrino

Il sistema endocrino comprende una serie di ghiandole situate in tutto il corpo. Ogni ghiandola produce ormoni specifici che regolano le funzioni critiche del corpo. I componenti chiave del sistema endocrino includono:

- **Ipotalamo:** Situato nel cervello, collega il sistema nervoso al sistema endocrino attraverso la ghiandola pituitaria. Controlla molte funzioni corporee, tra cui la regolazione della temperatura, la sete, la fame, il sonno, l'umore e il comportamento sessuale.

- **Ghiandola pituitaria:** Spesso chiamata "ghiandola maestra", regola altre ghiandole endocrine e produce ormoni che influenzano la crescita, il metabolismo e la riproduzione.
- **Ghiandola tiroidea:** Situato nel collo, produce ormoni tiroidei (T3 e T4) che regolano il metabolismo del corpo, i livelli di energia e la crescita generale.
- **Ghiandole paratiroidi:** Piccole ghiandole dietro la tiroide che regolano i livelli di calcio nel sangue e nel metabolismo osseo.
- **Ghiandole surrenali:** Situati sopra i reni, producono ormoni come il cortisolo (ormone dello stress), l'adrenalina e l'aldosterone, che aiutano a controllare la pressione sanguigna, il metabolismo e la risposta del corpo allo stress.
- **Pancreas:** Produce insulina e glucagone, che regolano i livelli di zucchero nel sangue e svolgono un ruolo cruciale nel metabolismo energetico.
- **Gonadi (ovaie e testicoli):** Producono ormoni sessuali come estrogeni, progesterone e testosterone, che sono vitali per la salute riproduttiva e le caratteristiche sessuali secondarie.

Gli ormoni devono essere equilibrati affinché il corpo funzioni correttamente. Anche piccoli squilibri possono causare notevoli problemi di salute. Ad esempio, troppo cortisolo può portare ad aumento di peso e ipertensione, mentre troppo poco può causare affaticamento e debolezza muscolare.

Come la dieta influenza l'equilibrio ormonale

La dieta è una pietra angolare della salute ormonale. Gli alimenti che mangi forniscono le sostanze nutritive di cui le ghiandole endocrine hanno bisogno per produrre ormoni. Questi nutrienti influenzano anche il modo in cui gli ormoni vengono metabolizzati e utilizzati nel corpo. Una dieta ricca di nutrienti supporta il funzionamento ottimale del sistema endocrino, mentre scelte alimentari sbagliate possono portare a squilibri ormonali e problemi di salute correlati.

I nutrienti chiave per la salute ormonale includono:

- **Grassi sani:** Essenziale per la produzione di ormoni. Gli acidi grassi Omega-3, presenti nel pesce, nei semi di lino e nelle noci, sono particolarmente utili.
- **Proteine:** Forniscono aminoacidi, gli elementi costitutivi degli ormoni. Carni magre, pesce, fagioli e noci sono ottime fonti.
- **Vitamine e minerali:** Come la vitamina D, il magnesio, lo zinco e le vitamine del gruppo B, sono cruciali per la produzione e la regolazione degli ormoni.
- **Antiossidanti:** Presenti nella frutta e nella verdura, combattono lo stress ossidativo, che può interferire con la funzione ormonale.

Al contrario, alcuni alimenti e sostanze possono alterare l'equilibrio ormonale, tra cui:

- **Alimenti trasformati:** Spesso ricchi di zuccheri, grassi malsani e additivi artificiali, che possono portare a infiammazioni e disturbi ormonali.
- **Zucchero eccessivo:** Può causare resistenza all'insulina, un precursore del diabete.
- **Alcol e caffeina:** In eccesso può compromettere la funzionalità surrenale ed epatica, influenzando l'equilibrio ormonale.
- **Perturbatori endocrini:** Le sostanze chimiche presenti nei pesticidi, nella plastica e in alcuni prodotti per la cura personale possono imitare o interferire con l'azione degli ormoni.

Panoramica della dieta favorevole al sistema endocrino

La dieta endocrina amichevole è progettata per supportare e migliorare la funzione del sistema endocrino. Seguendo questa dieta, puoi favorire l'equilibrio ormonale, prevenire gli squilibri e migliorare la tua salute generale. I principi chiave di questa dieta includono:

- **Dare importanza agli alimenti integrali:** Concentrati sugli alimenti integrali non trasformati e ricchi di sostanze nutritive. Ciò include una varietà di frutta, verdura, cereali integrali, proteine magre e grassi sani.
- **Bilanciamento dei macronutrienti:** Garantire un corretto equilibrio di carboidrati, proteine e grassi. Ogni macronutriente svolge un ruolo specifico nella produzione e nella regolazione degli ormoni.
- **Incorporando antiossidanti:** Consuma cibi ricchi di antiossidanti, come frutti di bosco, verdure a foglia verde e noci, per proteggere il tuo corpo dallo stress ossidativo.
- **Supportare la salute dell'intestino:** Includere alimenti che promuovono un microbioma intestinale sano, come cibi fermentati (yogurt, kefir, crauti) e cibi ricchi di fibre (fagioli, frutta, verdura). Un intestino sano è essenziale per l'assorbimento dei nutrienti e il metabolismo ormonale.
- **Evitare gli interferenti endocrini:** Limitare l'esposizione a sostanze che possono interferire con la funzione ormonale. Scegli prodotti biologici quando possibile, evita contenitori di plastica e opta per prodotti naturali per la cura personale.

Aderendo a questi principi, puoi creare una dieta che supporti il tuo sistema endocrino, portando a un miglioramento dell'energia, dell'umore, del metabolismo e della salute generale. Questo libro ti fornirà le conoscenze, gli strumenti e le ricette di cui hai bisogno per implementare la dieta favorevole al sistema endocrino nella tua vita.

CAPITOLO 1

LE BASI DEL SISTEMA ENDOCRINO

Il ruolo del sistema endocrino nel corpo

Il sistema endocrino è una rete di ghiandole e organi che producono, immagazzinano e secernono ormoni. Gli ormoni sono messaggeri chimici che viaggiano attraverso il flusso sanguigno verso i tessuti e gli organi, regolando numerose funzioni corporee. A differenza del sistema nervoso, che utilizza segnali elettrici per comunicare rapidamente, il sistema endocrino si basa su segnali ormonali, che sono più lenti ma hanno effetti prolungati. I ruoli primari del sistema endocrino includono:

- **Regolazione del metabolismo:** Ormoni come gli ormoni tiroidei e l'insulina controllano il modo in cui il tuo corpo converte il cibo in energia.
- **Crescita e sviluppo:** L'ormone della crescita prodotto dalla ghiandola pituitaria e gli ormoni sessuali come gli estrogeni e il testosterone sono essenziali per la crescita e lo sviluppo sessuale.
- **Funzione del tessuto:** Gli ormoni assicurano il corretto funzionamento dei tessuti e degli organi, inclusi cuore, fegato e muscoli.
- **Processi riproduttivi:** Gli ormoni regolano i cicli riproduttivi, la funzione sessuale e la fertilità.
- **Sonno e umore:** La melatonina della ghiandola pineale regola il sonno, mentre la serotonina e la dopamina influenzano l'umore e il benessere emotivo.
- **Risposta allo stress:** Il cortisolo e l'adrenalina provenienti dalle ghiandole surrenali aiutano il corpo a rispondere allo stress e a mantenere l'omeostasi.

Ormoni chiave e loro funzioni

1. **Insulina:** Prodotta dal pancreas, l'insulina regola i livelli di glucosio nel sangue facilitando l'assorbimento del glucosio nelle cellule. È fondamentale per il metabolismo energetico.
2. **Ormoni tiroidei (T3 e T4):** Prodotti dalla ghiandola tiroidea, questi ormoni regolano il metabolismo, la produzione di energia e la crescita. Influenzano quasi ogni cellula del corpo.
3. **Cortisolo:** Conosciuto come l'ormone dello stress, il cortisolo è prodotto dalle ghiandole surrenali. Aiuta a controllare il metabolismo, ridurre l'infiammazione e assistere nella formulazione della memoria. Aiuta anche il corpo a rispondere allo stress.
4. **Estrogeni e progesterone:** Prodotti dalle ovaie nelle femmine, questi ormoni regolano il ciclo mestruale, il sistema riproduttivo e le caratteristiche sessuali secondarie. Gli estrogeni supportano anche la salute delle ossa e la funzione cardiovascolare.
5. **Testosterone:** Prodotto dai testicoli nei maschi, il testosterone è essenziale per lo sviluppo dei tessuti riproduttivi maschili, dei caratteri sessuali secondari, della massa muscolare e della densità ossea. Influisce anche sull'umore e sui livelli di energia.
6. **Ormone della crescita (GH):** Secreto dalla ghiandola pituitaria, il GH stimola la crescita, la riproduzione cellulare e la rigenerazione cellulare. Svolge un ruolo cruciale durante l'infanzia e l'adolescenza, ma supporta anche il mantenimento dei muscoli e delle ossa negli adulti.
7. **Melatonina:** Prodotta dalla ghiandola pineale, la melatonina regola i cicli sonno-veglia, contribuendo a promuovere modelli di sonno sani.
8. **Adrenalina (epinefrina):** Prodotta dalle ghiandole surrenali, l'adrenalina prepara il corpo alle risposte di "lotta o fuga" aumentando la frequenza cardiaca, espandendo i passaggi aerei e ridistribuendo il sangue ai muscoli.

9. **Aldosterone:** Un altro ormone delle ghiandole surrenali, l'aldosterone regola la pressione sanguigna controllando l'equilibrio di sodio e potassio nel sangue.
10. **Prolattina:** Prodotta dalla ghiandola pituitaria, la prolattina stimola la produzione di latte nelle donne che allattano e influisce anche sulla salute riproduttiva sia negli uomini che nelle donne.

Disturbi endocrini comuni

1. **Diabete mellito:** Una condizione caratterizzata da una produzione insufficiente di insulina o dall'incapacità dell'organismo di utilizzare l'insulina in modo efficace, con conseguente aumento dei livelli di zucchero nel sangue. Esistono due tipi principali: Tipo 1 (autoimmune) e Tipo 2 (spesso legato allo stile di vita).
2. **Ipotiroidismo:** Condizione in cui la ghiandola tiroidea non produce abbastanza ormoni tiroidei, portando a sintomi come affaticamento, aumento di peso e depressione.
3. **Ipertiroidismo:** Produzione eccessiva di ormoni tiroidei, che causa sintomi come perdita di peso, battito cardiaco accelerato e ansia. La malattia di Graves è una causa comune.
4. **Sindrome dell'ovaio policistico (PCOS):** Una condizione femminile caratterizzata da cicli mestruali irregolari, livelli eccessivi di androgeni e ovaie policistiche. Spesso porta a sterilità e resistenza all'insulina.
5. **Insufficienza surrenalica (morbo di Addison):** Condizione in cui le ghiandole surrenali non producono abbastanza cortisolo e talvolta aldosterone, con conseguente affaticamento, debolezza muscolare e bassa pressione sanguigna.
6. **Sindrome di Cushing:** Causato dall'esposizione prolungata a livelli elevati di cortisolo, che porta a sintomi come aumento di peso, ipertensione e alterazioni della pelle.
7. **Ipopituitarismo:** Una condizione in cui la ghiandola pituitaria non riesce a produrre uno o più dei suoi ormoni o non ne produce abbastanza, influenzando varie funzioni corporee.

8. **Osteoporosi:** Sebbene sia principalmente una malattia ossea, è strettamente correlata agli squilibri ormonali, in particolare alla carenza di estrogeni o testosterone, che portano all'indebolimento delle ossa e ad un aumento del rischio di fratture.

Segni e sintomi di squilibrio ormonale

Riconoscere i segni e i sintomi dello squilibrio ormonale può aiutare nella diagnosi e nel trattamento precoci. I sintomi possono variare ampiamente a seconda degli ormoni interessati, ma gli indicatori comuni includono:

1. **Aumento o perdita di peso:** Cambiamenti inspiegabili di peso possono segnalare problemi con gli ormoni tiroidei, il cortisolo o l'insulina.
2. **Fatica:** La stanchezza cronica può essere un segno di ipotiroidismo, insufficienza surrenalica o diabete.
3. **Sbalzi d'umore e depressione:** Gli squilibri ormonali che coinvolgono estrogeni, progesterone o ormoni tiroidei possono avere un impatto significativo sull'umore e sul benessere emotivo.
4. **Problemi di sonno:** L'insonnia o i disturbi del sonno possono essere collegati a squilibri di cortisolo, melatonina o ormoni tiroidei.
5. **Cambiamenti nell'appetito:** Ormoni come la leptina e la grelina regolano la fame e la sazietà. Gli squilibri possono portare ad un aumento della fame o alla perdita di appetito.
6. **Cambiamenti della pelle e dei capelli:** Gli squilibri ormonali possono causare acne, pelle secca, diradamento dei capelli o crescita eccessiva dei capelli.
7. **Irregolarità mestruali:** Periodi irregolari, sanguinamenti abbondanti o periodi mancati possono indicare squilibri di estrogeni, progesterone o altri ormoni riproduttivi.
8. **Bassa libido:** Il ridotto desiderio sessuale può essere associato a bassi livelli di estrogeni, testosterone o ormoni tiroidei.

9. **Problemi digestivi:** Gli ormoni influenzano la salute dell'apparato digerente e gli squilibri possono portare a gonfiore, diarrea o stitichezza.
10. **Debolezza muscolare:** La debolezza muscolare inspiegabile o il dolore articolare possono essere un sintomo di problemi ormonali, in particolare legati alla tiroide o alle ghiandole surrenali.
11. **Sensibilità al caldo o al freddo:** Gli squilibri degli ormoni tiroidei possono farti sentire insolitamente freddo o caldo.
12. **Infertilità:** Le difficoltà di concepimento possono essere collegate a squilibri negli ormoni riproduttivi.

La comprensione di queste nozioni di base pone le basi per un'esplorazione più approfondita nei capitoli successivi, in cui approfondiremo le specifiche dei cambiamenti nella dieta e nello stile di vita per supportare e ottimizzare la salute endocrina.

CAPITOLO 2

Vitamine e minerali per l'equilibrio ormonale

Vitamine e minerali sono fondamentali per il corretto funzionamento del sistema endocrino. Fungono da cofattori nelle reazioni enzimatiche essenziali per la produzione, il metabolismo e la regolazione degli ormoni. Ecco alcune vitamine e minerali chiave che svolgono un ruolo significativo nel mantenimento dell'equilibrio ormonale:

1. **Vitamina D:**
   - **Funzione:** La vitamina D agisce come un ormone nel corpo. È vitale per l'assorbimento del calcio, la salute delle ossa e la funzione immunitaria. Svolge anche un ruolo nella regolazione dell'insulina e degli ormoni tiroidei.
   - **Fonti:** Esposizione alla luce solare, pesce grasso (salmone, sgombro), latticini arricchiti e tuorli d'uovo.
   - **Effetti della carenza:** Una carenza può portare a problemi come l'osteoporosi, la resistenza all'insulina e un aumento del rischio di malattie autoimmuni.
2. **Complesso di vitamina B:**
   - **Funzione:** Le vitamine del gruppo B (B1, B2, B3, B5, B6, B7, B9, B12) sono essenziali per la produzione di energia, la funzione dei neurotrasmettitori e la formazione dei globuli rossi. Sono anche cruciali per la salute delle ghiandole surrenali e per la sintesi degli ormoni steroidei.
   - **Fonti:** Cereali integrali, legumi, semi, noci, verdure a foglia scura, carne e latticini.
   - **Effetti della carenza:** La carenza può causare affaticamento, anemia, depressione e compromissione della funzione cognitiva.

3. **Vitamina C:**
   - **Funzione:** La vitamina C è un potente antiossidante che supporta la funzione delle ghiandole surrenali e la produzione degli ormoni dello stress. Aiuta anche nella sintesi del collagene e nella difesa immunitaria.
   - **Fonti:** Agrumi, fragole, peperoni, broccoli e pomodori.
   - **Effetti della carenza:** Una carenza può portare allo scorbuto, a una risposta immunitaria indebolita e a una scarsa guarigione delle ferite.

4. **Magnesio:**
   - **Funzione:** Il magnesio è coinvolto in oltre 300 reazioni biochimiche nel corpo, inclusa la sintesi di DNA e RNA e la regolazione della funzione muscolare e nervosa. Aiuta a bilanciare gli ormoni dello stress e supporta la funzione tiroidea.
   - **Fonti:** Noci, semi, cereali integrali, verdure a foglia verde e legumi.
   - **Effetti della carenza:** Una carenza può causare crampi muscolari, ansia, ipertensione e aritmie cardiache.

5. **Zinco:**
   - **Funzione:** Lo zinco è essenziale per la funzione immunitaria, la sintesi proteica, la sintesi del DNA e la divisione cellulare. Supporta anche la salute riproduttiva e la funzione tiroidea.
   - **Fonti:** Carne, crostacei, legumi, semi, noci e cereali integrali.
   - **Effetti della carenza:** La carenza può portare a compromissione della funzione immunitaria, perdita di capelli, diarrea e maturazione sessuale ritardata.

6. **Selenio:**
   - **Funzione:** Il selenio è fondamentale per il metabolismo degli ormoni tiroidei e protegge dai danni ossidativi. Supporta anche la funzione immunitaria.
   - **Fonti:** Noci del Brasile, frutti di mare, carne e uova.

- o **Effetti della carenza:** La carenza può causare ipotiroidismo, funzione immunitaria compromessa e aumento del rischio di malattie cardiovascolari.

7. **Iodio:**
   - o **Funzione:** Lo iodio è un componente fondamentale degli ormoni tiroidei, che regolano il metabolismo e la produzione di energia.
   - o **Fonti:** Sale iodato, alghe, pesce e latticini.
   - o **Effetti della carenza:** La carenza può causare gozzo, ipotiroidismo e problemi di sviluppo nei bambini.

8. **Ferro:**
   - o **Funzione:** Il ferro è essenziale per la produzione dell'emoglobina, che trasporta l'ossigeno nel sangue. Supporta anche la produzione di energia e la funzione immunitaria.
   - o **Fonti:** Carni rosse, pollame, pesce, legumi e cereali fortificati.
   - o **Effetti della carenza:** La carenza può portare ad anemia, affaticamento e indebolimento del sistema immunitario.

Il ruolo degli antiossidanti nella regolazione ormonale

Gli antiossidanti sono composti che proteggono il corpo dallo stress ossidativo, che può danneggiare le cellule e alterare l'equilibrio ormonale. Lo stress ossidativo si verifica quando c'è uno squilibrio tra i radicali liberi (molecole instabili che possono danneggiare le cellule) e gli antiossidanti nel corpo. Ecco gli antiossidanti chiave e il loro ruolo nella regolazione ormonale:

1. **Vitamina E:**
   - o **Funzione:** La vitamina E protegge le membrane cellulari dal danno ossidativo e supporta la funzione immunitaria. Aiuta anche a regolare gli ormoni riproduttivi.
   - o **Fonti:** Noci, semi, spinaci e broccoli.

20

- o **Impatto sugli ormoni:** Livelli adeguati di vitamina E sono fondamentali per mantenere la pelle sana e l'equilibrio ormonale, in particolare nel sistema riproduttivo.

2. **Vitamina C:**
   - o **Funzione:** Come accennato in precedenza, la vitamina C è un potente antiossidante che supporta la funzione delle ghiandole surrenali e la sintesi del collagene.
   - o **Fonti:** Agrumi, fragole, peperoni e verdure a foglia verde.
   - o **Impatto sugli ormoni:** Aiuta a regolare i livelli di cortisolo e supporta la difesa immunitaria, che indirettamente supporta l'equilibrio ormonale.

3. **Beta carotene:**
   - o **Funzione:** Il beta-carotene è un precursore della vitamina A, che è vitale per la funzione immunitaria, la vista e la salute della pelle. Agisce anche come antiossidante.
   - o **Fonti:** Carote, patate dolci e verdure a foglia scura.
   - o **Impatto sugli ormoni:** La vitamina A derivata dal beta-carotene è importante per il metabolismo dell'ormone tiroideo e la salute riproduttiva.

4. **Selenio:**
   - o **Funzione:** Il selenio è un minerale traccia che agisce come antiossidante ed è essenziale per il metabolismo dell'ormone tiroideo.
   - o **Fonti:** Noci del Brasile, frutti di mare, carne e cereali.
   - o **Impatto sugli ormoni:** Il selenio protegge la ghiandola tiroidea dal danno ossidativo ed è fondamentale per la conversione di T4 nell'ormone attivo T3.

5. **Flavonoidi:**
   - o **Funzione:** I flavonoidi sono un gruppo di composti vegetali con potenti proprietà antiossidanti. Aiutano a ridurre l'infiammazione e supportano la salute cardiovascolare.
   - o **Fonti:** Bacche, agrumi, cipolle e tè.

- o **Impatto sugli ormoni:** I flavonoidi possono modulare l'attività degli enzimi coinvolti nel metabolismo ormonale e ridurre il rischio di tumori legati agli ormoni.

Importanza dei grassi sani

I grassi sani sono essenziali per la produzione e la regolazione degli ormoni. Forniscono gli elementi costitutivi degli ormoni steroidei e aiutano a mantenere l'integrità della membrana cellulare. I principali tipi di grassi sani includono:

1. **Acidi grassi omega-3:**
   - o **Funzione:** Gli Omega-3 sono grassi antinfiammatori che supportano la salute del cervello, la salute del cuore e la produzione di ormoni.
   - o **Fonti:** Pesci grassi (salmone, sgombro), semi di lino, semi di chia e noci.
   - o **Impatto sugli ormoni:** Gli Omega-3 supportano la produzione di eicosanoidi antinfiammatori, che aiutano a bilanciare i livelli ormonali e riducono il rischio di malattie croniche.
2. **Grassi monoinsaturi:**
   - o **Funzione:** I grassi monoinsaturi migliorano la salute del cuore e la sensibilità all'insulina.
   - o **Fonti:** Olio d'oliva, avocado, noci e semi.
   - o **Impatto sugli ormoni:** Questi grassi aiutano a regolare i livelli di insulina e supportano l'equilibrio degli ormoni riproduttivi.
3. **Grassi saturi:**
   - o **Funzione:** Con moderazione, i grassi saturi sono necessari per la produzione di ormoni steroidei, tra cui cortisolo, estrogeni e testosterone.
   - o **Fonti:** Olio di cocco, latticini e carne allevata ad erba.

- o **Impatto sugli ormoni:** Sebbene necessari, i grassi saturi dovrebbero essere consumati in equilibrio con altri tipi di grassi per evitare effetti negativi sulla salute.

4. **Colesterolo:**
   - o **Funzione:** Il colesterolo è un precursore per la sintesi degli ormoni steroidei.
   - o **Fonti:** Uova, carne e latticini.
   - o **Impatto sugli ormoni:** Livelli adeguati di colesterolo sono essenziali per la produzione di ormoni come estrogeni, progesterone e testosterone.

Proteine e aminoacidi per il supporto endocrino

Le proteine sono costituite da aminoacidi, essenziali per la sintesi di ormoni ed enzimi che regolano varie funzioni corporee. Gli amminoacidi importanti e i loro ruoli includono:

1. **Tirosina:**
   - o **Funzione:** La tirosina è un precursore per la sintesi degli ormoni tiroidei, dell'adrenalina e della dopamina.
   - o **Fonti:** Carne, latticini, noci e semi.
   - o **Impatto sugli ormoni:** Un adeguato apporto di tirosina supporta la funzione tiroidea e aiuta a gestire lo stress e l'umore attraverso la produzione di dopamina.

2. **Triptofano:**
   - o **Funzione:** Il triptofano è un precursore per la sintesi della serotonina, un neurotrasmettitore che regola l'umore, e della melatonina, che regola il sonno.
   - o **Fonti:** Tacchino, pollo, uova e latticini.
   - o **Impatto sugli ormoni:** Livelli sufficienti di triptofano supportano modelli di sonno sani e stabilità dell'umore.

3. **Arginina:**
   - o **Funzione:** L'arginina è coinvolta nella produzione di ossido nitrico, che migliora il flusso sanguigno e la salute cardiovascolare.

- o **Fonti:** Carne, noci, semi e legumi.
- o **Impatto sugli ormoni:** Il miglioramento del flusso sanguigno migliora il rilascio di ormoni in tutto il corpo e supporta la funzione endocrina complessiva.

4. **Glutammina:**
   - o **Funzione:** La glutammina supporta la salute dell'intestino e la funzione immunitaria.
   - o **Fonti:** Carne, pesce, latticini e spinaci.
   - o **Impatto sugli ormoni:** Un intestino sano è fondamentale per l'assorbimento dei nutrienti e la sintesi ormonale.

5. **Leucina:**
   - o **Funzione:** La leucina è un aminoacido a catena ramificata (BCAA) che supporta la sintesi e il recupero delle proteine muscolari.
   - o **Fonti:** Carne, latticini e legumi.
   - o **Impatto sugli ormoni:** Un'adeguata assunzione di leucina supporta il rilascio dell'ormone della crescita e il mantenimento dei muscoli.

Il potere dei fitonutrienti

I fitonutrienti, noti anche come sostanze fitochimiche, sono composti presenti nelle piante che hanno effetti benefici sulla salute. Svolgono un ruolo significativo nella regolazione ormonale e nella salute endocrina generale. I fitonutrienti importanti includono:

1. **Isoflavoni:**
   - o **Fonti:** Semi di soia, tofu, tempeh e altri prodotti a base di soia.
   - o **Funzione:** Gli isoflavoni sono fitoestrogeni, composti vegetali che imitano gli effetti degli estrogeni nel corpo. Possono aiutare a bilanciare i livelli ormonali, soprattutto nelle donne in menopausa.

2. **Flavonoidi:**
   - o **Fonti:** Bacche, agrumi, cipolle e tè.

- o **Funzione:** I flavonoidi hanno proprietà antiossidanti e antinfiammatorie. Possono aiutare a ridurre lo stress ossidativo e l'infiammazione, che sono collegati a squilibri ormonali e malattie croniche.

3. **Caratteri:**
   - o **Fonti:** Verdure crocifere come broccoli, cavoli e cavoletti di Bruxelles.
   - o **Funzione:** Gli indoli promuovono il metabolismo degli estrogeni nel corpo, aiutando a mantenere l'equilibrio ormonale e a ridurre il rischio di tumori correlati agli estrogeni.

4. **Resveratrolo:**
   - o **Fonti:** Uva rossa, vino rosso, arachidi e cioccolato fondente.
   - o **Funzione:** Il resveratrolo ha effetti antiossidanti e antinfiammatori. Può aiutare a regolare i livelli ormonali e proteggere dai cambiamenti ormonali legati all'età.

5. **Lignani:**
   - o **Fonti:** Semi di lino, semi di sesamo, cereali integrali e legumi.
   - o **Funzione:** I lignani sono fitoestrogeni che possono aiutare a bilanciare i livelli di estrogeni nel corpo. Potrebbero avere anche proprietà antitumorali.

6. **Carotenoidi:**
   - o **Fonti:** Carote, patate dolci, pomodori e verdure a foglia scura.
   - o **Funzione:** I carotenoidi hanno proprietà antiossidanti e possono aiutare a regolare i livelli ormonali, in particolare in relazione alla salute riproduttiva e alla fertilità.

7. **Polifenoli:**
   - o **Fonti:** Tè verde, vino rosso, cacao e frutti di bosco.
   - o **Funzione:** I polifenoli hanno effetti antiossidanti e antinfiammatori. Possono aiutare a proteggere dallo stress

ossidativo e dall'infiammazione, che possono alterare l'equilibrio ormonale.

Incorporare una varietà di frutta colorata, verdura, noci, semi e cereali integrali nella tua dieta ti assicura di ottenere un'ampia gamma di fitonutrienti che supportano l'equilibrio ormonale e la salute generale.

<u>Conclusione</u>

La nutrizione svolge un ruolo cruciale nel sostenere la salute endocrina. Vitamine, minerali, antiossidanti, grassi sani, proteine, aminoacidi e fitonutrienti contribuiscono tutti all'equilibrio ormonale e alla funzione endocrina ottimale. Incorporando cibi ricchi di nutrienti nella tua dieta e concentrandoti su un piano alimentare equilibrato e vario, puoi supportare i sistemi ormonali del tuo corpo e promuovere la salute e il benessere a lungo termine.

Nel prossimo capitolo approfondiremo gli alimenti specifici da includere in una dieta favorevole al sistema endocrino.

CAPITOLO 3

Supercibi che equilibrano gli ormoni

I supercibi sono alimenti ricchi di nutrienti che forniscono una vasta gamma di vitamine, minerali, antiossidanti e fitonutrienti. Includere questi alimenti nella dieta può aiutare a sostenere l'equilibrio ormonale e la salute generale. Ecco alcuni supercibi che bilanciano gli ormoni da incorporare nei tuoi pasti:

1. **Frutti di bosco:**
   - **Benefici:** Bacche come mirtilli, fragole, lamponi e more sono ricche di antiossidanti, inclusi flavonoidi e vitamina C. Aiutano a ridurre l'infiammazione e lo stress ossidativo, supportando l'equilibrio ormonale e il benessere generale.
   - **Come divertirsi:** Aggiungi i frutti di bosco a frullati, yogurt, fiocchi d'avena o insalate per un'esplosione di sapore e nutrimento.
2. **Verdure a foglia:**
   - **Benefici:** Cavoli, spinaci, bietole e altre verdure a foglia verde sono ricchi di vitamine, minerali e fitonutrienti. Forniscono nutrienti essenziali come vitamina K, magnesio e acido folico, che supportano la produzione e il metabolismo degli ormoni.
   - **Come divertirsi:** Usa le verdure a foglia verde come base per le insalate, aggiungile a zuppe, fritture o frullati o saltale come contorno.

3. **Avocado:**
   - **Benefici:** L'avocado è ricco di grassi monoinsaturi, che supportano la salute del cuore e la produzione di ormoni. Fornisce inoltre fibre, potassio e vitamine E e K.
   - **Come divertirsi:** Spalma l'avocado sul pane tostato, aggiungilo alle insalate, ai panini o ai frullati oppure usalo come base cremosa per condimenti e salse.

4. **Salmone:**
   - **Benefici:** Il salmone è un'eccellente fonte di acidi grassi omega-3, che riducono l'infiammazione e supportano la salute del cervello, della salute del cuore e dell'equilibrio ormonale. Fornisce inoltre proteine di alta qualità e vitamina D.
   - **Come divertirsi:** Griglia, cuoci al forno o griglia il salmone e servilo con verdure arrostite, cereali integrali o un'insalata.

5. **Semi di lino:**
   - **Benefici:** I semi di lino sono ricchi di lignani, un tipo di fitoestrogeni che possono aiutare a bilanciare i livelli di estrogeni nel corpo. Forniscono anche acidi grassi omega-3 e fibre.
   - **Come divertirsi:** Cospargi i semi di lino macinati su yogurt, fiocchi d'avena o insalate oppure aggiungili a frullati, prodotti da forno o barrette energetiche fatte in casa.

6. **Quinoa:**
   - **Benefici:** La quinoa è un cereale integrale senza glutine che fornisce proteine, fibre, vitamine e minerali completi. Supporta livelli stabili di zucchero nel sangue e fornisce energia per la produzione di ormoni.
   - **Come divertirsi:** Usa la quinoa come base per ciotole di cereali, insalate o pilaf oppure aggiungila a zuppe, stufati o casseruole.

7. **Broccoli:**
   - o **Benefici:** I broccoli sono una verdura crocifera ricca di indoli, composti che supportano il metabolismo degli estrogeni e la disintossicazione. Fornisce anche vitamine C, K e acido folico.
   - o **Come divertirsi:** Cuoci al vapore, arrostisci o salta i broccoli come contorno, aggiungili alle fritture o ai piatti di pasta oppure mescolali a zuppe o frullati.

La migliore frutta e verdura per la salute endocrina

Oltre ai supercibi sopra menzionati, diversi tipi di frutta e verdura sono particolarmente utili per sostenere la salute endocrina. Ecco alcune delle migliori opzioni da includere in una dieta favorevole al sistema endocrino:

1. **Verdure crocifere:**
   - o **Esempi:** Cavolini di Bruxelles, cavolfiore, cavoli e cavoli.
   - o **Benefici:** Le verdure crocifere contengono composti come indoli e sulforafano, che supportano il metabolismo degli estrogeni e la disintossicazione. Forniscono anche vitamine, minerali e fibre.
2. **Agrumi:**
   - o **Esempi:** Arance, pompelmi, limoni e lime.
   - o **Benefici:** Gli agrumi sono ricchi di vitamina C, un potente antiossidante che supporta la funzione immunitaria, la sintesi del collagene e la produzione di ormoni.
3. **Frutti di bosco:**
   - o **Esempi:** Mirtilli, fragole, lamponi e more.
   - o **Benefici:** Le bacche sono ricche di antiossidanti, inclusi flavonoidi e vitamina C, che aiutano a ridurre l'infiammazione e lo stress ossidativo, supportando l'equilibrio ormonale.
4. **Verdure a foglia:**
   - o **Esempi:** Spinaci, cavoli, bietole e rucola.

- o **Benefici:** Le verdure a foglia verde sono ricche di vitamine, minerali e fitonutrienti che supportano la salute generale e l'equilibrio ormonale.

5. **Patate dolci:**
   - o **Benefici:** Le patate dolci sono ricche di beta-carotene, un precursore della vitamina A, essenziale per la salute riproduttiva e la funzione immunitaria. Forniscono inoltre fibre e vitamine C e B6.

6. **Pomodori:**
   - o **Benefici:** I pomodori sono ricchi di licopene, un potente antiossidante che supporta la salute della prostata e può aiutare a ridurre il rischio di alcuni tumori. Forniscono anche vitamine C e K, potassio e acido folico.

7. **Mele:**
   - o **Benefici:** Le mele sono ricche di fibre, in particolare di fibre solubili, che aiutano a regolare i livelli di zucchero nel sangue e a promuovere la salute dell'apparato digerente. Forniscono anche vitamina C e vari antiossidanti.

Cereali integrali e legumi

I cereali integrali e i legumi sono ottime fonti di carboidrati complessi, fibre, vitamine, minerali e fitonutrienti. Includere questi alimenti nella dieta fornisce energia sostenuta e supporta l'equilibrio ormonale. Ecco alcuni dei migliori cereali integrali e legumi da includere:

1. **Riso integrale:**
   - o **Benefici:** Il riso integrale è un chicco intero che fornisce fibre, vitamine, minerali e antiossidanti. Supporta livelli stabili di zucchero nel sangue e fornisce energia sostenuta per la produzione di ormoni.

2. **Quinoa:**
   - o **Benefici:** La quinoa è un cereale integrale senza glutine che fornisce proteine, fibre, vitamine e minerali completi.

30

Supporta livelli stabili di zucchero nel sangue e fornisce energia per la produzione di ormoni.

3. **Avena:**

*   **Benefici:** L'avena è una ricca fonte di fibre solubili, che aiutano a regolare i livelli di zucchero nel sangue e a promuovere la salute dell'apparato digerente. Forniscono anche vitamine, minerali e antiossidanti, supportando il benessere generale.

4. **Orzo:**
    o   **Benefici:** L'orzo è ricco di fibre, in particolare di beta-glucano, che aiuta a ridurre i livelli di colesterolo e a migliorare la salute del cuore. Fornisce inoltre vitamine, minerali e antiossidanti.

5. **Lenticchie:**
    o   **Benefici:** Le lenticchie sono una buona fonte di proteine, fibre, vitamine e minerali. Supportano livelli stabili di zucchero nel sangue e forniscono energia sostenuta per la produzione di ormoni.

6. **Ceci:**
    o   **Benefici:** I ceci, conosciuti anche come ceci, sono ricchi di proteine, fibre, vitamine e minerali.

Supportano la salute dell'apparato digerente, regolano i livelli di zucchero nel sangue e forniscono energia per la produzione di ormoni.

7. **Fagioli neri:**
    o   **Benefici:** I fagioli neri sono ricchi di proteine, fibre, vitamine e minerali. Supportano la salute dell'apparato digerente, regolano i livelli di zucchero nel sangue e forniscono energia sostenuta per la produzione di ormoni.

Proteine magre e grassi sani

Proteine e grassi sono macronutrienti essenziali che svolgono un ruolo cruciale nella sintesi, nel metabolismo e nella regolazione degli ormoni. Scegliere proteine magre e grassi sani aiuta a sostenere la salute endocrina e il benessere generale. Ecco alcune eccellenti fonti di proteine magre e grassi sani:

1. **Proteine magre:**
   - **Esempi:** Pollame senza pelle, pesce, tofu, tempeh e legumi.
   - **Benefici:** Le proteine magre forniscono aminoacidi di alta qualità, essenziali per la sintesi ormonale e la riparazione dei tessuti. Supportano la crescita muscolare, la funzione immunitaria e la salute generale.
2. **Pesce grasso:**
   - **Esempi:** Salmone, sgombro, sardine e trota.
   - **Benefici:** I pesci grassi sono ricchi di acidi grassi omega-3, che riducono l'infiammazione, supportano la salute del cuore e promuovono l'equilibrio ormonale. Forniscono inoltre proteine di alta qualità, vitamine e minerali essenziali.
3. **Noci e semi:**
   - **Esempi:** Mandorle, noci, semi di chia e semi di lino.
   - **Benefici:** Noci e semi sono ricchi di grassi sani, inclusi grassi monoinsaturi e acidi grassi omega-3. Supportano la salute del cuore, la funzione cerebrale e la produzione di ormoni.
4. **Avocado:**
   - **Benefici:** L'avocado è una ricca fonte di grassi monoinsaturi, che supportano la salute del cuore e la produzione di ormoni. Fornisce inoltre fibre, vitamine e minerali, rendendolo un'aggiunta nutriente a qualsiasi pasto.

5. **Olio d'oliva:**
    o **Benefici:** L'olio d'oliva è ricco di grassi monoinsaturi e antiossidanti, che supportano la salute del cuore, la funzione cerebrale e la produzione di ormoni. È un alimento base della dieta mediterranea e può essere utilizzato per cucinare, condimenti per insalate e marinate.
6. **Olio di cocco:**
    o **Benefici:** L'olio di cocco è ricco di grassi saturi, compresi i trigliceridi a catena media (MCT), che forniscono energia rapida e supportano la produzione di ormoni. Ha anche proprietà antimicrobiche e antinfiammatorie.

Erbe e spezie che supportano la salute ormonale

Le erbe e le spezie non solo aggiungono sapore ai tuoi pasti, ma forniscono anche una vasta gamma di benefici per la salute, incluso il supporto dell'equilibrio ormonale. Incorporare queste erbe e spezie nella tua cucina può aiutare a promuovere la salute endocrina:

1. **Curcuma:**
    o **Benefici:** La curcuma contiene curcumina, un composto con potenti proprietà antinfiammatorie e antiossidanti. Supporta la funzione immunitaria, la salute del cervello e l'equilibrio ormonale.
2. **Cannella:**
    o **Benefici:** La cannella aiuta a regolare i livelli di zucchero nel sangue migliorando la sensibilità all'insulina. Ha anche proprietà antiossidanti e antinfiammatorie, favorendo la salute e il benessere generale.
3. **Zenzero:**
    o **Benefici:** Lo zenzero ha proprietà antinfiammatorie e digestive. Supporta la salute gastrointestinale, la funzione immunitaria e l'equilibrio ormonale.

4. **Aglio:**
   - **Benefici:** L'aglio ha proprietà antimicrobiche, antiossidanti e antinfiammatorie. Supporta la salute del cuore, la funzione immunitaria e l'equilibrio ormonale.
5. **Rosmarino:**
   - **Benefici:** Il rosmarino ha proprietà antiossidanti e antinfiammatorie. Supporta la salute del cervello, la funzione immunitaria e l'equilibrio ormonale.
6. **Basilico:**
   - **Benefici:** Il basilico ha proprietà antinfiammatorie e antimicrobiche. Supporta la salute dell'apparato digerente, la funzione immunitaria e l'equilibrio ormonale.
7. **COME:**
   - **Benefici:** La menta ha benefici digestivi e respiratori. Supporta la salute gastrointestinale, la funzione respiratoria e l'equilibrio ormonale.

Incorporare queste erbe e spezie nella tua cucina non solo migliora il sapore dei tuoi pasti, ma fornisce anche numerosi benefici per la salute, incluso il supporto della salute endocrina e dell'equilibrio ormonale.

Conclusione

Una dieta ricca di alimenti ricchi di nutrienti come frutta, verdura, cereali integrali, proteine magre, grassi sani, erbe e spezie può supportare la salute endocrina e l'equilibrio ormonale. Concentrandoti su una varietà di cibi colorati e integrali e riducendo al minimo gli alimenti trasformati e raffinati, puoi ottimizzare la tua funzione ormonale e promuovere il benessere generale.

CAPITOLO 4

CIBI E SOSTANZE DA EVITARE

Interferenti endocrini negli alimenti

Gli interferenti endocrini sono sostanze chimiche che interferiscono con il sistema ormonale del corpo, portando potenzialmente a effetti negativi sulla salute. Questi interferenti possono essere trovati in vari alimenti e sostanze e possono avere un impatto negativo sulla funzione endocrina. Ecco alcuni interferenti endocrini comuni presenti negli alimenti e modi per ridurre al minimo l'esposizione:

1. **Ftalati:**
   - **Fonti:** Gli ftalati si trovano spesso negli imballaggi alimentari, nella plastica e nei prodotti per la cura personale. Possono penetrare negli alimenti, in particolare negli alimenti grassi come carne e latticini.
   - **Impatto:** Gli ftalati possono imitare gli ormoni nel corpo, interrompendo potenzialmente la funzione endocrina e portando a problemi riproduttivi, problemi di sviluppo e disturbi metabolici.
   - **Precauzioni:** Scegli alimenti freschi e minimamente trasformati ed evita di cuocere al microonde gli alimenti in contenitori di plastica o di utilizzare pellicola trasparente a diretto contatto con gli alimenti.
2. **Bisfenolo A (BPA):**
   - **Fonti:** Il BPA si trova comunemente nel rivestimento di cibi e bevande in scatola, nonché in contenitori e bottiglie di plastica.
   - **Impatto:** Il BPA può imitare gli estrogeni nel corpo, interrompendo potenzialmente l'equilibrio ormonale e

portando a problemi riproduttivi, obesità e altri problemi di salute.

- o **Precauzioni:** Optare per prodotti in scatola senza BPA o scegliere alimenti confezionati in barattoli di vetro quando possibile. Evitare di riscaldare i contenitori di plastica nel microonde o nella lavastoviglie.

3. **Sostanze perfluoroalchiliche (PFAS):**
    - o **Fonti:** I PFAS sono utilizzati nelle pentole antiaderenti, negli imballaggi alimentari e nei rivestimenti antimacchia. Possono contaminare le fonti di cibo e acqua.
    - o **Impatto:** L'esposizione ai PFAS è stata collegata a disturbi ormonali, soppressione del sistema immunitario e vari problemi di salute.
    - o **Precauzioni:** Utilizzare pentole in acciaio inossidabile o ghisa invece delle padelle antiaderenti. Evitare di riscaldare gli alimenti in contenitori rivestiti con materiali contenenti PFAS.

L'impatto degli alimenti trasformati e degli zuccheri

Gli alimenti trasformati e gli zuccheri aggiunti possono avere un impatto negativo sulla salute endocrina contribuendo all'infiammazione, alla resistenza all'insulina e agli squilibri ormonali. Ecco come questi fattori dietetici possono influenzare il sistema endocrino:

1. **Alimenti altamente trasformati:**
    - o **Esempi:** Fast food, pasti surgelati, snack confezionati, cereali zuccherati e carni lavorate.
    - o **Impatto:** Gli alimenti trasformati contengono spesso zuccheri aggiunti, grassi malsani, additivi artificiali e conservanti, che possono contribuire all'infiammazione, alla resistenza all'insulina e agli squilibri ormonali.
    - o **Raccomandazione:** Limitare il consumo di alimenti trasformati e concentrarsi su cibi integrali e ricchi di nutrienti per sostenere la salute endocrina.

2. **Zuccheri aggiunti:**
   - **Fonti:** Bibite gassate, caramelle, pasticcini, bevande zuccherate e snack lavorati.
   - **Impatto:** Un consumo eccessivo di zucchero può portare a resistenza all'insulina, aumento di peso, infiammazione e squilibri ormonali, inclusa la disregolazione di insulina, leptina e grelina.
   - **Raccomandazione:** Riduci al minimo l'assunzione di cibi e bevande ricchi di zuccheri aggiunti e opta per dolcificanti naturali come miele, sciroppo d'acero o stevia quando necessario.

Evitare additivi e conservanti dannosi per gli ormoni

Alcuni additivi e conservanti comunemente presenti negli alimenti e nelle bevande trasformati possono alterare la funzione endocrina e contribuire a problemi di salute. Ecco alcuni additivi e conservanti di cui fare attenzione:

1. **Dolcificanti artificiali:**
   - **Esempi:** Aspartame, saccarina, sucralosio e acesulfame potassio.
   - **Impatto:** I dolcificanti artificiali possono distruggere il microbiota intestinale, aumentare il desiderio di cibi dolci e interferire con la segnalazione ormonale correlata all'appetito e al metabolismo.
   - **Raccomandazione:** Scegli dolcificanti naturali o limita del tutto il consumo di dolcificanti.
2. **Colori e aromi artificiali:**
   - **Esempi:** FD&C Blu n. 1, Giallo n. 5, Rosso n. 40 e aromi sintetici.
   - **Impatto:** I colori e gli aromi artificiali sono stati collegati all'iperattività nei bambini, alle reazioni allergiche e alla potenziale interruzione della funzione endocrina.
   - **Raccomandazione:** Scegli cibi con colori e sapori naturali ed evita prodotti con additivi artificiali quando possibile.

3. **Conservanti (ad esempio BHA, BHT):**
   - **Impatto:** Conservanti come BHA (butilidrossianisolo) e BHT (butilatoidrossitoluene) sono stati associati ad effetti avversi sulla salute, tra cui potenziali disturbi endocrini e cancerogenicità.
   - **Raccomandazione:** Scegli alimenti minimamente trasformati e opta per prodotti senza conservanti sintetici.

Il ruolo dei pesticidi e delle tossine ambientali

I pesticidi e le tossine ambientali possono contaminare le fonti di cibo e acqua, causando potenziali danni al sistema endocrino e alla salute generale. Ecco come l'esposizione ai pesticidi può influire sulla salute endocrina:

1. **Pesticidi organofosfati:**
   - **Fonti:** Frutta, verdura e cereali coltivati in modo convenzionale.
   - **Impatto:** I pesticidi organofosfati possono interferire con la funzione del sistema endocrino, in particolare interrompendo la funzione tiroidea e la regolazione ormonale.
   - **Raccomandazione:** Scegli prodotti biologici quando possibile per ridurre al minimo l'esposizione ai residui di pesticidi.
2. **Inquinanti Organici Persistenti (POP):**
   - **Esempi:** Bifenili policlorurati (PCB), diossine e pesticidi organoclorurati.
   - **Fonti:** Pesce, carne, latticini e inquinanti ambientali contaminati.
   - **Impatto:** I POP sono noti interferenti endocrini che possono accumularsi nel corpo nel tempo, causando potenzialmente problemi riproduttivi, di sviluppo e metabolici.

o **Raccomandazione:** Scegli alimenti biologici e di provenienza sostenibile ed evita di consumare grandi pesci predatori che potrebbero contenere alti livelli di POP.

Ridurre l'esposizione agli xenoestrogeni

Gli xenoestrogeni sono sostanze chimiche sintetiche che imitano gli estrogeni nel corpo, alterando potenzialmente l'equilibrio ormonale e portando a problemi di salute. Ecco alcune strategie per ridurre l'esposizione agli xenoestrogeni:

1. **Contenitori per alimenti in plastica:**
   - o **Raccomandazione:** Evitare di conservare cibi o bevande in contenitori di plastica, soprattutto quelli contenenti bisfenolo A (BPA) o ftalati. Utilizza invece contenitori in vetro, acciaio inossidabile o privi di BPA.
2. **Cibi in scatola:**
   - o **Raccomandazione:** Scegli cibi freschi o surgelati rispetto a quelli in scatola, quando possibile. Se usi cibi in scatola, cerca alternative prive di BPA o scegli prodotti confezionati in barattoli di vetro.
3. **Prodotti per la cura personale:**
   - o **Raccomandazione:** Utilizzare prodotti per la cura personale, come cosmetici e articoli da toeletta, privi di parabeni, ftalati e altre sostanze chimiche che alterano il sistema endocrino. Cerca prodotti etichettati come "senza ftalati" o "senza parabeni".
4. **Pesticidi ed erbicidi:**
   - o **Raccomandazione:** Scegli prodotti biologici e opta per metodi naturali di controllo dei parassiti in casa e in giardino per ridurre al minimo l'esposizione a pesticidi ed erbicidi sintetici.
5. **Carne e latticini senza ormoni:**
   - o **Raccomandazione:** Scegli carne e latticini privi di ormoni o biologici per evitare l'esposizione agli ormoni sintetici

comunemente usati nell'agricoltura animale convenzionale.

Essendo consapevoli di queste potenziali fonti di interferenti endocrini e facendo scelte informate sugli alimenti e sulle sostanze che consumi, puoi sostenere la tua salute endocrina e il tuo benessere generale.

<u>Conclusione</u>

La consapevolezza dell'impatto di determinati alimenti e sostanze sulla salute endocrina è fondamentale per mantenere il benessere generale. Riducendo al minimo l'esposizione agli interferenti endocrini presenti negli alimenti, come ftalati, BPA, pesticidi e xenoestrogeni, puoi supportare la sana funzione del tuo sistema ormonale e ridurre il rischio di effetti avversi sulla salute. Scegliere alimenti integrali e minimamente trasformati, optare per prodotti biologici quando possibile ed evitare additivi e conservanti può contribuire a una dieta più favorevole al sistema endocrino.

CAPITOLO 5

Creare un piano alimentare favorevole al sistema endocrino implica comprendere i principi della nutrizione che supportano la salute ormonale, preparare pasti equilibrati e incorporare una varietà di alimenti ricchi di nutrienti. Questo capitolo fornirà una guida completa alla progettazione di pasti che promuovono la funzione endocrina ottimale, compresi consigli pratici e esempi di piani alimentari.

Principi di pianificazione dei pasti per la salute ormonale

Quando si progetta un piano alimentare per supportare la salute endocrina, considerare i seguenti principi:

1. **Concentrarsi sugli alimenti integrali:**
   - Dai la priorità agli alimenti integrali e minimamente trasformati che forniscono nutrienti essenziali senza zuccheri aggiunti, grassi malsani o additivi artificiali. Cibi integrali come frutta, verdura, cereali integrali, proteine magre e grassi sani dovrebbero costituire il fondamento della tua dieta.
2. **Equilibrio dei macronutrienti:**
   - Assicurati che ogni pasto includa un equilibrio di macronutrienti: carboidrati, proteine e grassi. Ciò aiuta a mantenere stabili i livelli di zucchero nel sangue, supporta i livelli di energia e promuove la produzione di ormoni.
   - **Carboidrati:** Includi carboidrati complessi come cereali integrali, verdure amidacee e legumi.
   - **Proteine:** Optare per carni magre, pesce, proteine vegetali e legumi.

- o **Grassi:** Incorpora grassi sani come avocado, noci, semi e olio d'oliva.

3. **Incorporare alimenti ricchi di nutrienti:**
   - o Scegli alimenti ricchi di vitamine, minerali, antiossidanti e fitonutrienti per supportare la salute generale e l'equilibrio ormonale. Gli alimenti ricchi di nutrienti includono verdure a foglia verde, bacche, noci, semi, proteine magre e grassi sani.

4. **Limitare gli interferenti endocrini:**
   - o Evita cibi e sostanze che possono interferire con la funzione ormonale, come alimenti trasformati, zuccheri aggiunti, additivi artificiali e alimenti con alti livelli di pesticidi o tossine ambientali.

5. **Rimani idratato:**
   - o Un'adeguata idratazione è essenziale per la salute generale e una corretta funzione ormonale. Cerca di bere molta acqua durante il giorno e di limitare le bevande zuccherate e l'eccessiva caffeina.

6. **Attenzione agli orari dei pasti:**
   - o La tempistica regolare dei pasti può aiutare a mantenere stabili i livelli di zucchero nel sangue e sostenere la salute metabolica. Cerca di consumare pasti e spuntini bilanciati a intervalli costanti durante il giorno.

Creare pasti equilibrati

Creare pasti equilibrati implica combinare alimenti che forniscono una varietà di nutrienti per sostenere la salute endocrina. Ecco alcune linee guida per creare pasti equilibrati:

1. **Carboidrati:**
   - o Scegli carboidrati complessi che forniscono energia sostenuta e sono ricchi di fibre, come cereali integrali (riso integrale, quinoa, avena), verdure amidacee (patate dolci, zucca) e legumi (lenticchie, ceci).

2. **Proteine:**
   - Includi fonti proteiche di alta qualità per supportare la riparazione muscolare e la produzione di ormoni. Le opzioni includono carni magre (pollo, tacchino), pesce (salmone, sgombro), proteine vegetali (tofu, tempeh) e legumi.

3. **Grassi sani:**
   - Incorpora grassi sani che supportano la salute del cervello e la sintesi ormonale. Le fonti includono avocado, noci, semi, olio d'oliva e pesce grasso.

4. **Verdure:**
   - Cerca di riempire metà del piatto con una varietà di verdure colorate per fornire vitamine, minerali e antiossidanti. Includi verdure a foglia verde, verdure crocifere e un mix di altre verdure per garantire una gamma di nutrienti.

5. **Frutta:**
   - Includi la frutta nei tuoi pasti o spuntini per fornire dolcezza naturale e nutrienti essenziali. Concentrati su frutti di bosco, agrumi e altre opzioni ricche di antiossidanti.

Esempi di piani pasto

Ecco alcuni esempi di piani pasto per un giorno, che dimostrano come incorporare questi principi nei tuoi pasti:

Esempio di piano alimentare 1:

- **Colazione:**
  - Yogurt greco con frutti di bosco, un cucchiaio di semi di lino macinati e un filo di miele.
  - Una manciata di mandorle.

- **Pranzo:**
  - Insalata di quinoa con verdure miste, pomodorini, cetrioli, ceci e salsa al limone e tahina.
  - Una piccola mela.
- **Merenda:**
  - Bastoncini di carote con hummus.
- **Cena:**
  - Salmone alla griglia con contorno di cavoletti di Bruxelles arrostiti e spicchi di patate dolci.
  - Un'insalata di spinaci e avocado con una leggera vinaigrette.

Esempio di piano alimentare 2:

- **Colazione:**
  - Avena notturna fatta con fiocchi d'avena, semi di chia, latte di mandorle e condita con banane a fette e noci.
- **Pranzo:**
  - Zuppa di lenticchie con contorno di insalata verde mista e cracker integrali.

- **Merenda:**
  - Un frullato a base di spinaci, frutti di bosco congelati, un misurino di proteine in polvere e latte di mandorle.
- **Cena:**
  - Tofu saltato in padella con broccoli, peperoni e piselli, servito su riso integrale.
  - Un contorno di asparagi al vapore.

Esempio di piano alimentare 3:

- **Colazione:**
  - Uova strapazzate con spinaci, pomodori e funghi.
  - Una fetta di pane tostato integrale con avocado.

- **Pranzo:**
    - o Petto di pollo grigliato con quinoa, verdure arrostite e contorno di verdure miste.
    - o Un frutto, come un'arancia o una pera.
- **Merenda:**
    - o Una manciata di noci miste e un pezzetto di cioccolato fondente.
- **Cena:**
    - o Merluzzo al forno in crosta di limone ed erbe aromatiche, servito con contorno di riso integrale e fagiolini al vapore.
    - o Un'insalata mista con cetrioli, carote e una leggera vinaigrette.

Suggerimenti per la preparazione e la cottura dei pasti

Strategie efficaci di preparazione e cottura dei pasti possono aiutarti a mantenere una dieta coerente e favorevole al sistema endocrino. Ecco alcuni suggerimenti:

1. **Pianificare in anticipo:**
    - o Trascorri del tempo ogni settimana pianificando i tuoi pasti e creando una lista della spesa. Questo ti assicura di avere tutti gli ingredienti di cui hai bisogno e ti aiuta a rimanere sulla buona strada con un'alimentazione sana.
2. **Cottura in lotti:**
    - o Prepara grandi quantità di alimenti di base come cereali, proteine e verdure che possono essere utilizzati in più pasti durante la settimana. Ciò fa risparmiare tempo e velocizza la preparazione del pasto.
3. **Ingredienti per la preparazione:**
    - o Lavare, tritare e porzionare in anticipo verdure, frutta e proteine. Conservateli in contenitori ermetici nel frigorifero per un facile accesso.

4. **Usa ricette adatte al congelatore:**
   - Preparare e congelare pasti o componenti che possono essere facilmente riscaldati nelle giornate più impegnative. Zuppe, stufati e sformati sono ottime opzioni per congelarli.
5. **Cucinare con Metodi Sani:**
   - Scegli metodi di cottura che preservino i nutrienti e riducano al minimo i grassi nocivi, come la cottura a vapore, la cottura al forno, la grigliatura e il soffritto con una minima quantità di olio.

Incorporare varietà e cibi stagionali

La varietà e la stagionalità sono fondamentali per garantire una dieta ricca di nutrienti che supporti la salute endocrina. Ecco alcuni suggerimenti per incorporare varietà e cibi stagionali:

1. **Ruota gli alimenti:**
   - Evitare di mangiare gli stessi cibi ogni giorno. Ruota diversi tipi di frutta, verdura, cereali e proteine per garantire un'ampia gamma di nutrienti.
2. **Mangiare stagionalmente:**
   - Scegli frutta e verdura di stagione. I prodotti stagionali sono spesso più freschi, più ricchi di nutrienti e possono essere più convenienti.
3. **Esplora nuove ricette:**
   - Prova nuove ricette che incorporano ingredienti e metodi di cottura diversi. Ciò mantiene i tuoi pasti interessanti e ti aiuta a scoprire nuovi cibi preferiti.
4. **Acquista localmente:**
   - Visita i mercati degli agricoltori o partecipa a un programma di agricoltura sostenuta dalla comunità (CSA) per accedere a prodotti freschi coltivati localmente.

<u>Conclusione</u>

Seguendo questi principi e strategie, puoi progettare un piano alimentare favorevole al sistema endocrino che supporti la salute ormonale, promuova il benessere generale e mantenga i tuoi pasti deliziosi e vari. Pianificare, preparare e gustare una vasta gamma di cibi integrali ti aiuterà a mantenere una funzione endocrina ottimale e a condurre una vita più sana.

CAPITOLO 6

CONSIDERAZIONI SPECIALI E AGGIUSTAMENTI

Quando si gestisce la salute endocrina attraverso la dieta, è essenziale riconoscere che condizioni specifiche possono richiedere aggiustamenti dietetici su misura. Questo capitolo esplorerà come modificare la dieta per supportare vari disturbi endocrini, con particolare attenzione ai disturbi della tiroide.

Aggiustamenti della dieta per condizioni endocrine specifiche

Ogni condizione endocrina ha esigenze dietetiche uniche che possono aiutare a gestire i sintomi e migliorare la salute generale. Di seguito sono riportati gli aggiustamenti dietetici per i comuni disturbi endocrini:

1. Diabete:

- **Focus sul controllo glicemico:** Scegli alimenti con un basso indice glicemico per aiutare a gestire i livelli di zucchero nel sangue. Questi includono cereali integrali, legumi, verdure non amidacee e alcuni frutti come bacche e mele.
- **Assunzione costante di carboidrati:** Distribuire uniformemente l'assunzione di carboidrati durante il giorno per evitare picchi di zucchero nel sangue. Abbina i carboidrati a proteine o grassi sani per rallentare l'assorbimento del glucosio.
- **Alimenti ricchi di fibre:** Aumentare l'apporto di fibre per migliorare il controllo dello zucchero nel sangue e favorire la sazietà. Includi alimenti come verdura, frutta, cereali integrali, noci e semi.
- **Limitare gli zuccheri aggiunti:** Evita cibi e bevande ricchi di zuccheri aggiunti, come bevande zuccherate, caramelle e dessert.

Optare con moderazione per dolcificanti naturali come la stevia o il frutto del monaco.

2. Affaticamento surrenale:

- **Bilanciare lo zucchero nel sangue:** Mangia pasti equilibrati con proteine adeguate, grassi sani e carboidrati complessi per stabilizzare i livelli di zucchero nel sangue e supportare la funzione surrenale.
- **Alimenti ricchi di nutrienti:** Dai importanza agli alimenti ricchi di vitamine C e B5 (acido pantotenico), come agrumi, peperoni, verdure a foglia verde, uova e carni magre, per sostenere la salute delle ghiandole surrenali.
- **Idratazione:** Rimani ben idratato per supportare la funzione surrenale complessiva. Includi cibi idratanti come cetrioli, angurie e tisane.
- **Ridurre gli stimolanti:** Limita l'assunzione di caffeina e zucchero, poiché possono esacerbare l'affaticamento surrenale. Optare per il tè verde o le tisane al posto del caffè.

3. Sindrome dell'ovaio policistico (PCOS):

- **Sensibilità all'insulina:** Scegli alimenti che migliorano la sensibilità all'insulina, come cereali integrali, legumi, verdure e grassi sani. Evitare carboidrati raffinati e cibi zuccherati.
- **Alimenti antinfiammatori:** Includere cibi antinfiammatori come pesce grasso, verdure a foglia verde, bacche, noci e semi per ridurre l'infiammazione associata alla PCOS.
- **Grassi sani:** Incorpora fonti di acidi grassi omega-3, come pesce, semi di lino e noci, per supportare l'equilibrio ormonale.
- **Programma alimentare regolare:** Mantenere un programma alimentare regolare per stabilizzare i livelli di zucchero nel sangue e di ormoni.

4. Osteoporosi:

- **Alimenti ricchi di calcio:** Includi alimenti ricchi di calcio come latticini, verdure a foglia verde, mandorle e latti vegetali arricchiti per sostenere la salute delle ossa.
- **Vitamina D:** Garantire un adeguato apporto di vitamina D attraverso l'esposizione alla luce solare, cibi arricchiti e integratori se necessari, per migliorare l'assorbimento del calcio.
- **Magnesio e vitamina K:** Incorpora alimenti ricchi di magnesio (noci, semi, cereali integrali) e vitamina K (verdure a foglia verde, broccoli) per sostenere la salute delle ossa.
- **Limita sodio e caffeina:** Ridurre l'assunzione di sodio e caffeina, poiché livelli elevati possono portare alla perdita di calcio dalle ossa.

Affrontare i disturbi della tiroide attraverso la dieta

I disturbi della tiroide, inclusi ipotiroidismo e ipertiroidismo, richiedono aggiustamenti dietetici specifici per supportare la funzione tiroidea e la salute generale. Di seguito sono riportate le considerazioni dietetiche per queste condizioni:

1. Ipotiroidismo:

- **Iodio:** Lo iodio è essenziale per la produzione dell'ormone tiroideo. Includi alimenti ricchi di iodio come alghe, sale iodato, latticini e uova. Tuttavia, evitare un'eccessiva assunzione di iodio, che può peggiorare l'ipotiroidismo.
- **Selenio:** Il selenio supporta il metabolismo degli ormoni tiroidei. Includi alimenti ricchi di selenio come noci del Brasile, frutti di mare e cereali integrali.
- **Zinco:** Lo zinco è necessario per la produzione dell'ormone tiroideo. Includi alimenti come crostacei, legumi, noci e semi.

- **Ferro:** La carenza di ferro può compromettere la funzione tiroidea. Garantire un adeguato apporto di ferro attraverso carni magre, legumi e verdure a foglia verde.
- **Evitare i goitrogeni:** I gozzogeni possono interferire con la funzione tiroidea. Limita alimenti come prodotti a base di soia, verdure crocifere (broccoli, cavoli, cavoletti di Bruxelles) e alcuni frutti (pesche, fragole). La cottura di questi alimenti può ridurre il loro effetto gozzogeno.
- **Sensibilità al glutine:** Alcuni individui con ipotiroidismo possono trarre beneficio da una dieta priva di glutine, soprattutto se soffrono di tiroidite di Hashimoto, una condizione autoimmune.

2. Ipertiroidismo:

- **Calcio e vitamina D:** L'ipertiroidismo può portare alla perdita di tessuto osseo. Garantire un adeguato apporto di calcio e vitamina D attraverso i latticini, il latte vegetale fortificato, le verdure a foglia verde e l'esposizione alla luce solare.
- **Alimenti antinfiammatori:** Includere cibi antinfiammatori come pesce grasso, noci, semi e frutta e verdura colorata per ridurre l'infiammazione e sostenere la salute della tiroide.
- **Evitare l'eccesso di iodio:** Un'elevata assunzione di iodio può esacerbare l'ipertiroidismo. Limita i cibi ricchi di iodio come alghe, crostacei e sale iodato.
- **Verdure crocifere:** A differenza dell'ipotiroidismo, gli individui con ipertiroidismo possono trarre beneficio dall'inclusione di più verdure crocifere nella loro dieta per contribuire a ridurre la produzione di ormoni tiroidei.
- **Limitare la caffeina:** Un'eccessiva caffeina può esacerbare i sintomi dell'ipertiroidismo, come ansia e palpitazioni. Optare per bevande decaffeinate e tisane.

Oltre alle condizioni endocrine sopra menzionate, ci sono molte altre aree importanti in cui la dieta può svolgere un ruolo fondamentale nella gestione e nel sostegno della salute endocrina.

Sindrome dell'ovaio policistico (PCOS) e nutrizione

La sindrome dell'ovaio policistico (PCOS) è un disturbo endocrino comune che colpisce le donne in età riproduttiva. È caratterizzata da squilibri ormonali, resistenza all'insulina e, spesso, dalla presenza di cisti ovariche multiple. La nutrizione svolge un ruolo fondamentale nella gestione dei sintomi della PCOS e nel miglioramento della salute generale.

Strategie nutrizionali chiave per la PCOS:

1. **Migliora la sensibilità all'insulina:**
   - **Alimenti a basso indice glicemico:** Optare per alimenti che hanno un basso indice glicemico per aiutare a stabilizzare i livelli di zucchero nel sangue e migliorare la sensibilità all'insulina. Gli esempi includono cereali integrali (quinoa, orzo), legumi (lenticchie, ceci) e verdure non amidacee (verdure a foglia verde, broccoli).
   - **Alimenti ricchi di fibre:** Aumentare l'assunzione di fibre per aiutare a regolare i livelli di zucchero nel sangue e favorire la sazietà. Includere alimenti come frutta, verdura, cereali integrali, noci e semi.
2. **Apporto equilibrato di macronutrienti:**
   - **Carboidrati complessi:** Scegli i carboidrati complessi rispetto agli zuccheri semplici. I cereali integrali, le verdure amidacee e i legumi forniscono energia sostenuta e prevengono i picchi di zucchero nel sangue.
   - **Grassi sani:** Includi fonti di grassi sani come avocado, noci, semi e olio d'oliva. Gli acidi grassi Omega-3 presenti nei pesci grassi (salmone, sgombro) e nei semi di lino possono aiutare a ridurre l'infiammazione.

- o **Proteine magre:** Incorpora proteine magre come pollo, tacchino, pesce, tofu e legumi per sostenere la salute dei muscoli e la sazietà.

3. **Dieta antinfiammatoria:**
   - o **Frutta e verdura colorata:** Concentrati su una varietà di frutta e verdura colorata che forniscono antiossidanti e fitonutrienti per ridurre l'infiammazione. Bacche, pomodori, spinaci e peperoni sono scelte eccellenti.
   - o **Erbe e spezie:** Usa erbe e spezie antinfiammatorie come la curcuma, lo zenzero, l'aglio e la cannella nella tua cucina.

4. **Limitare gli alimenti trasformati e gli zuccheri:**
   - o **Evita i carboidrati raffinati:** Ridurre al minimo l'assunzione di carboidrati raffinati come pane bianco, pasticcini e snack zuccherati. Optare per alternative alimentari integrali.
   - o **Ridurre gli zuccheri aggiunti:** Evitare cibi e bevande con zuccheri aggiunti. Leggi attentamente le etichette e scegli dolcificanti naturali come la stevia o il frutto del monaco con moderazione.

5. **Programma alimentare regolare:**
   - o **Pasti frequenti ed equilibrati:** Mangiare pasti e spuntini piccoli ed equilibrati durante il giorno per mantenere stabili i livelli di zucchero nel sangue ed evitare di mangiare troppo.

6. **Idratazione:**
   - o **Rimani idratato:** Bevi molta acqua durante il giorno. L'idratazione è essenziale per i processi metabolici e la salute generale. Tisane e acqua con fette di limone o cetriolo possono essere opzioni rinfrescanti.

Salute surrenale e supporto dietetico

Le ghiandole surrenali producono ormoni cruciali per la risposta allo stress, il metabolismo e la salute generale. L'affaticamento surrenale, sebbene non sia una condizione medica formalmente riconosciuta, è un termine spesso usato per descrivere un insieme di sintomi legati allo stress prolungato e alla funzione surrenale inadeguata.

Strategie nutrizionali chiave per la salute delle ghiandole surrenali:

1. **Zucchero nel sangue bilanciato:**
   - **Carboidrati complessi e proteine:** Consumare pasti equilibrati che includano carboidrati complessi e proteine magre per mantenere stabili i livelli di zucchero nel sangue. Cereali integrali, legumi, carni magre e pesce sono opzioni eccellenti.
   - **Grassi sani:** Includi grassi sani provenienti da fonti come avocado, noci, semi e olio d'oliva per fornire energia sostenuta.
2. **Alimenti ricchi di nutrienti:**
   - **Vitamina C:** Sostieni la salute delle ghiandole surrenali con alimenti ricchi di vitamina C come agrumi, fragole, peperoni e broccoli.
   - **Vitamine del gruppo B:** Garantire un apporto adeguato di vitamine del gruppo B, in particolare B5 (acido pantotenico), vitale per la funzione surrenale. Le fonti includono uova, carni magre, cereali integrali e legumi.
   - **Magnesio:** Includi alimenti ricchi di magnesio come verdure a foglia verde, noci, semi e cereali integrali per favorire il rilassamento e la gestione dello stress.
3. **Idratazione:**
   - **Adeguata assunzione di acqua:** Rimani ben idratato per supportare la funzione surrenale e la salute generale. Possono essere utili anche tisane, acqua di cocco e acqua con una spruzzata di limone o lime.
4. **Ridurre gli stimolanti:**
   - **Limita caffeina e zucchero:** Ridurre al minimo l'assunzione di caffeina e zucchero, poiché possono esacerbare l'affaticamento surrenale. Optate per il tè verde o le tisane come alternative al caffè.

5. **Programma alimentare regolare:**
   - o **Pasti frequenti ed equilibrati:** Mangia pasti e spuntini piccoli e bilanciati durante il giorno per prevenire cali di zucchero nel sangue e mantenere livelli di energia costanti.
6. **Alimenti antinfiammatori:**
   - o **Includi alimenti antinfiammatori:** Concentrati su cibi antinfiammatori come pesce grasso, verdure a foglia verde, noci, semi e verdure colorate.

Gestione del diabete e della resistenza all'insulina

Il diabete e la resistenza all'insulina sono condizioni caratterizzate da un alterato metabolismo del glucosio e da elevati livelli di zucchero nel sangue. Una corretta alimentazione è fondamentale per gestire queste condizioni e prevenire complicazioni.

Strategie nutrizionali chiave per il diabete e la resistenza all'insulina:

1. **Controllo glicemico:**
   - o **Alimenti a basso indice glicemico:** Scegli alimenti con un basso indice glicemico per stabilizzare i livelli di zucchero nel sangue. Gli esempi includono cereali integrali (quinoa, orzo), legumi (lenticchie, fagioli) e verdure non amidacee (broccoli, spinaci).
   - o **Assunzione costante di carboidrati:** Distribuire uniformemente l'assunzione di carboidrati durante il giorno per evitare picchi di zucchero nel sangue. Abbina i carboidrati a proteine o grassi sani per rallentare l'assorbimento del glucosio.
2. **Alimenti ricchi di fibre:**
   - o **Aumentare l'assunzione di fibre:** Consumare una dieta ricca di fibre per migliorare il controllo dello zucchero nel sangue e favorire la sazietà. Includere frutta, verdura, cereali integrali, noci, semi e legumi.

3. **Grassi sani:**
   - **Incorpora grassi sani:** Includi fonti di grassi sani come avocado, noci, semi, olio d'oliva e pesce grasso. Gli acidi grassi Omega-3 presenti nel pesce e nei semi di lino possono aiutare a ridurre l'infiammazione e migliorare la sensibilità all'insulina.

4. **Proteine magre:**
   - **Includi proteine magre:** Aggiungi fonti proteiche magre ai pasti per sostenere la salute dei muscoli e la sazietà. Le opzioni includono pollo, tacchino, pesce, tofu e legumi.

5. **Limitare gli alimenti trasformati e gli zuccheri:**
   - **Evita carboidrati raffinati e cibi zuccherati:** Ridurre al minimo l'assunzione di carboidrati raffinati e cibi e bevande zuccherati. Scegli alternative alimentari integrali e leggi attentamente le etichette per evitare zuccheri aggiunti.

6. **Idratazione:**
   - **Rimani idratato:** Bevi molta acqua durante il giorno. Un'adeguata idratazione è essenziale per i processi metabolici e la salute generale. Tisane e acqua con fette di limone o cetriolo possono essere opzioni rinfrescanti.

7. **Programma alimentare regolare:**
   - **Pasti frequenti ed equilibrati:** Mangiare pasti e spuntini piccoli ed equilibrati durante il giorno per mantenere stabili i livelli di zucchero nel sangue ed evitare di mangiare troppo.

8. **Alimenti antinfiammatori:**
   - **Includi alimenti antinfiammatori:** Concentrati su cibi antinfiammatori come pesce grasso, verdure a foglia verde, noci, semi e verdure colorate per ridurre l'infiammazione e sostenere la salute generale.

Suggerimenti pratici per aggiustamenti dietetici

1. **Consultare un operatore sanitario:**
   - Collabora con un operatore sanitario, come un dietista o un endocrinologo, per adattare la tua dieta alla tua specifica condizione endocrina. Possono fornire consigli personalizzati e monitorare i tuoi progressi.

2. **Monitorare i sintomi:**
   - Tieni un diario alimentare e dei sintomi per tenere traccia di come i diversi alimenti e i cambiamenti nella dieta influenzano la tua condizione. Ciò può aiutare a identificare i fattori scatenanti e le strategie efficaci.

3. **Rimani informato:**
   - Rimani informato sulla tua condizione e su eventuali nuove ricerche o raccomandazioni dietetiche. Questo può aiutarti a fare scelte informate e ad adattare la tua dieta secondo necessità.

4. **Cambiamenti graduali:**
   - Apporta gradualmente modifiche alla tua dieta per consentire al tuo corpo di adattarsi e identificare ciò che funziona meglio per te. Cambiamenti improvvisi e drastici possono essere difficili da mantenere e possono causare stress inutile.

5. **Approccio equilibrato:**
   - Puntare a un approccio equilibrato che includa una varietà di alimenti ricchi di nutrienti. Evita diete eccessivamente restrittive a meno che non siano necessarie dal punto di vista medico, poiché possono portare a carenze nutrizionali e ulteriori problemi di salute.

Comprendendo le esigenze dietetiche specifiche per varie condizioni endocrine e apportando modifiche informate, puoi supportare la tua salute ormonale e migliorare il tuo benessere generale.

CAPITOLO 7

La salute endocrina ottimale è influenzata non solo dalla dieta ma anche da vari fattori legati allo stile di vita. Questo capitolo esplora come l'esercizio fisico regolare, la gestione dello stress, il sonno adeguato, la corretta idratazione e la riduzione dell'esposizione alle tossine ambientali contribuiscono al mantenimento di un sistema endocrino sano.

L'importanza dell'esercizio fisico regolare

L'attività fisica regolare svolge un ruolo cruciale nel sostenere la salute endocrina. L'esercizio fisico aiuta a regolare i livelli ormonali, a migliorare la sensibilità all'insulina e a gestire lo stress. Ecco come l'esercizio fisico apporta benefici al sistema endocrino:

1. Migliora la sensibilità all'insulina:

- **Maggiore assorbimento del glucosio:** L'esercizio aumenta la capacità del corpo di utilizzare l'insulina in modo più efficace, aiutando a regolare i livelli di zucchero nel sangue. Ciò è particolarmente importante per le persone con diabete o insulino-resistenza.
- **Contrazione muscolare:** Durante l'attività fisica, i muscoli utilizzano il glucosio per produrre energia, il che riduce i livelli di zucchero nel sangue e migliora la sensibilità all'insulina.

2. Supporta la gestione del peso:

- **Brucia calorie:** L'esercizio fisico regolare aiuta a bruciare calorie, il che può aiutare a perdere peso e prevenire l'obesità, un fattore di rischio per molti disturbi endocrini.

- **Aumenta il metabolismo:** L'attività fisica aumenta il tasso metabolico, aiutando a mantenere un peso sano.

3. Riduce lo stress:

- **Rilascio di endorfine:** L'esercizio fisico promuove il rilascio di endorfine, che sono naturali che sollevano l'umore e riducono lo stress.
- **Regolazione del cortisolo:** L'attività fisica regolare aiuta a regolare i livelli di cortisolo, il principale ormone dello stress del corpo, impedendo allo stress cronico di interrompere l'equilibrio ormonale.

4. Equilibra gli ormoni:

- **Regola gli ormoni sessuali:** L'esercizio fisico può aiutare a bilanciare gli ormoni sessuali come gli estrogeni e il testosterone, il che è benefico per condizioni come la PCOS e la menopausa.
- **Migliora la funzione tiroidea:** L'attività fisica regolare supporta la sana funzione tiroidea, che regola il metabolismo e i livelli di energia.

Raccomandazioni per l'esercizio:

- **Frequenza:** Obiettivo per almeno 150 minuti di esercizio di intensità moderata o 75 minuti di esercizio di intensità vigorosa a settimana.
- **Tipi di esercizi:** Includere un mix di esercizi aerobici (cardio), allenamento per la forza ed esercizi di flessibilità.
- **Consistenza:** Mantenere una routine di esercizi coerente per ottenere e sostenere i benefici.

Tecniche di gestione dello stress

Lo stress cronico può avere effetti dannosi sul sistema endocrino, portando a squilibri nel cortisolo, negli ormoni tiroidei e negli ormoni sessuali. L'implementazione di tecniche efficaci di gestione dello stress è essenziale per la salute endocrina.

1. Consapevolezza e meditazione:

- **Pratica la consapevolezza:** Impegnati in pratiche di consapevolezza come la respirazione profonda, la meditazione o il rilassamento muscolare progressivo per ridurre lo stress e favorire il rilassamento.
- **Riduzione dello stress basata sulla consapevolezza (MBSR):** Prendi in considerazione programmi come MBSR, che combinano meditazione consapevole e yoga per aiutare a gestire lo stress.

2. Attività fisica:

- **Esercizio regolare:** Incorpora un'attività fisica regolare nella tua routine, che può ridurre gli ormoni dello stress e aumentare le endorfine.
- **Yoga e Tai Chi:** Queste pratiche combinano il movimento fisico con la consapevolezza e la respirazione profonda, riducendo lo stress e migliorando l'equilibrio ormonale.

3. Sane abitudini di sonno:

- **Stabilisci una routine:** Crea un programma di sonno coerente andando a letto e svegliandoti alla stessa ora ogni giorno.
- **Crea un ambiente rilassante:** Assicurati che la tua camera da letto favorisca il sonno mantenendola fresca, buia e silenziosa.

4. Supporto sociale:

- **Costruisci relazioni:** Coltivare una forte rete di supporto sociale di familiari e amici per fornire supporto emotivo e ridurre lo stress.
- **Cerca aiuto professionale:** Considera l'idea di parlare con un terapista o un consulente per gestire efficacemente lo stress e l'ansia.

5. Hobby e interessi:

- **Impegnarsi in attività divertenti:** Dedica del tempo a hobby e interessi che portano gioia e relax, come leggere, fare giardinaggio o suonare uno strumento musicale.

Sonno ed equilibrio ormonale

Un sonno adeguato è essenziale per mantenere l'equilibrio ormonale e la salute endocrina generale. Il sonno regola il rilascio di diversi ormoni, tra cui il cortisolo, l'ormone della crescita e l'insulina.

1. Regola i livelli di cortisolo:

- **Ritmo circadiano:** Il sonno aiuta a mantenere il ritmo circadiano naturale del corpo, che regola la produzione di cortisolo. Il sonno scarso interrompe questo ritmo, portando a livelli di cortisolo squilibrati e ad un aumento dello stress.

2. Supporta la produzione dell'ormone della crescita:

- **Fasi del sonno profondo:** L'ormone della crescita, fondamentale per la riparazione dei tessuti e la crescita muscolare, viene rilasciato principalmente durante le fasi del sonno profondo. Un sonno adeguato garantisce una produzione sufficiente di questo ormone.

3. Bilancia gli ormoni dell'appetito:

- **Leptina e Grelina:** Il sonno influenza la produzione di leptina (l'ormone della sazietà) e grelina (l'ormone della fame). Il sonno scarso aumenta i livelli di grelina e diminuisce i livelli di leptina, portando ad un aumento dell'appetito e ad un potenziale aumento di peso.

Raccomandazioni per un sonno di qualità:

- **Durata del sonno:** Punta a 7-9 ore di sonno di qualità a notte.
- **Ambiente del sonno:** Crea un ambiente di sonno confortevole con un materasso di supporto, una temperatura fresca e luce e rumore minimi.
- **Igiene del sonno:** Stabilisci una routine per andare a dormire, evita la caffeina e i pasti pesanti prima di andare a dormire e limita il tempo trascorso davanti allo schermo la sera.

Il ruolo dell'idratazione

Una corretta idratazione è vitale per la salute endocrina, poiché supporta varie funzioni corporee, tra cui il trasporto ormonale e il metabolismo.

1. Supporta i processi metabolici:

- **Trasporto ormonale:** L'acqua è essenziale per il trasporto degli ormoni attraverso il flusso sanguigno verso i tessuti e gli organi.
- **Funzione della cella:** Un'adeguata idratazione supporta le funzioni cellulari, inclusa la sintesi e il rilascio degli ormoni.

2. Regola la temperatura corporea:

- **Sudorazione:** L'acqua aiuta a regolare la temperatura corporea attraverso la sudorazione, essenziale per mantenere la funzione ormonale ottimale.

3. Disintossicazione:

- **Funzione renale:** Una corretta idratazione supporta la funzione renale, che aiuta a eliminare le tossine e i prodotti di scarto che potrebbero alterare l'equilibrio ormonale.

Raccomandazioni per l'idratazione:

- **Assunzione giornaliera:** Cerca di bere almeno 8-10 bicchieri (2-2,5 litri) di acqua al giorno, di più se fai attività fisica o vivi in una zona dal clima caldo.
- **Alimenti idratanti:** Includi nella tua dieta cibi idratanti come frutta (anguria, arance) e verdura (cetrioli, lattuga).
- **Monitorare l'idratazione:** Controlla il colore delle urine come indicatore di idratazione. Il giallo chiaro indica una corretta idratazione, mentre il giallo scuro suggerisce la disidratazione.

Ridurre l'esposizione alle tossine ambientali

Le tossine ambientali, comprese le sostanze chimiche che alterano il sistema endocrino (EDC), possono interferire con la funzione ormonale e contribuire a vari disturbi endocrini. Ridurre l'esposizione a queste tossine è fondamentale per mantenere la salute ormonale.

1. Evitare plastica e BPA:

- **Prodotti senza BPA:** Scegli plastica priva di BPA ed evita di riscaldare il cibo in contenitori di plastica. Il BPA (bisfenolo A) è un IE comunemente presente nella plastica che può imitare gli estrogeni e alterare l'equilibrio ormonale.
- **Vetro e Acciaio Inossidabile:** Utilizzare contenitori in vetro o acciaio inossidabile per alimenti e bevande.

2. Filtrare l'acqua potabile:

- **Filtrazione dell'acqua:** Utilizza un filtro dell'acqua di alta qualità per rimuovere contaminanti come cloro, piombo e altri prodotti chimici dall'acqua potabile.
- **Evitare l'acqua in bottiglia:** Ridurre il consumo di acqua in bottiglia, che può contenere BPA e altri prodotti chimici legati alla plastica.

3. Scegli prodotti biologici:

- **Ridurre l'esposizione ai pesticidi:** Optare per frutta e verdura biologica per ridurre al minimo l'esposizione ai pesticidi, che possono agire come IE. L'Environmental Working Group (EWG) fornisce un elenco di prodotti con i residui di pesticidi più alti e più bassi (Dirty Dozen e Clean Fifteen).

4. Prodotti per la pulizia naturale:

- **Evitare prodotti chimici aggressivi:** Utilizzare prodotti per la pulizia naturali e non tossici per ridurre l'esposizione a sostanze chimiche dannose che possono interrompere la funzione endocrina.
- **Detergenti fai da te:** Considera l'idea di creare prodotti per la pulizia utilizzando ingredienti come aceto, bicarbonato di sodio e oli essenziali.

5. Prodotti per la cura personale:

- **Senza parabeni e ftalati:** Scegli prodotti per la cura personale privi di parabeni e ftalati, che sono comuni IE presenti nei cosmetici e nei prodotti per la cura della pelle.
- **Alternative naturali:** Optare per alternative naturali e biologiche per lozioni, shampoo e cosmetici.

Suggerimenti pratici per ridurre l'esposizione alle tossine ambientali

1. **Leggi le etichette:**
   - Leggi attentamente le etichette dei prodotti per identificare ed evitare sostanze chimiche dannose negli alimenti, nei prodotti per la cura personale e negli articoli per la casa.
2. **Educa te stesso:**
   - Tieniti informato sugli IE e altre tossine ambientali. Risorse come l'Environmental Working Group (EWG) forniscono informazioni preziose e consigli sui prodotti.

3. **Ambienti di supporto:**
   - Sostenere e supportare politiche e pratiche che riducano l'esposizione alle tossine ambientali nella vostra comunità.

Incorporando esercizio fisico regolare, tecniche efficaci di gestione dello stress, sonno di qualità, corretta idratazione e riduzione dell'esposizione alle tossine ambientali, puoi sostenere la tua salute endocrina e migliorare il benessere generale.

CAPITOLO 8

Sebbene una dieta equilibrata e uno stile di vita sano siano fondamentali per la salute endocrina, integratori e rimedi naturali possono fornire ulteriore supporto. Questo capitolo approfondisce gli integratori chiave per la salute endocrina, esplora i benefici dei rimedi erboristici e degli adattogeni, discute l'uso sicuro degli integratori e sottolinea l'importanza di consultare gli operatori sanitari.

Integratori chiave per la salute endocrina

Gli integratori possono aiutare ad affrontare le carenze nutrizionali, supportare l'equilibrio ormonale e migliorare la funzione endocrina generale. Ecco alcuni integratori chiave benefici per la salute endocrina:

1. Vitamina D:

- **Ruolo nella salute endocrina:** La vitamina D è fondamentale per il metabolismo del calcio, la funzione immunitaria e la regolazione ormonale. Supporta la salute della tiroide e la sensibilità all'insulina.
- **Fonti e dosaggio:** Esposizione al sole, pesce grasso (salmone, sgombro) e cibi arricchiti. Potrebbero essere necessari integratori, soprattutto nelle regioni con luce solare limitata. Il dosaggio varia tipicamente da 1.000 a 4.000 UI al giorno, a seconda delle esigenze individuali e dei livelli ematici.

2. Magnesio:

- **Ruolo nella salute endocrina:** Il magnesio è coinvolto in oltre 300 reazioni biochimiche, inclusa la produzione e la regolazione degli ormoni. Supporta la salute surrenale e la sensibilità all'insulina.
- **Fonti e dosaggio:** Verdure a foglia, noci, semi, cereali integrali e integratori. Il dosaggio raccomandato è di 300-400 mg al giorno.

3. Acidi grassi Omega-3:

- **Ruolo nella salute endocrina:** Gli Omega-3 riducono l'infiammazione, supportano l'integrità della membrana cellulare e migliorano la sensibilità all'insulina. Sono benefici per la funzione tiroidea e l'equilibrio ormonale generale.
- **Fonti e dosaggio:** Pesci grassi (salmone, sgombro), semi di lino, semi di chia e integratori di olio di pesce. Il dosaggio tipico varia da 1.000 a 3.000 mg di EPA e DHA combinati al giorno.

4. Complesso di vitamina B:

- **Ruolo nella salute endocrina:** Le vitamine del gruppo B sono essenziali per la produzione di energia, la sintesi ormonale e la risposta allo stress. Supportano la funzione surrenale e la salute metabolica.
- **Fonti e dosaggio:** Cereali integrali, uova, latticini, carne, legumi e integratori. Il dosaggio varia in base alla vitamina B specifica, ma un integratore generale del complesso B può fornire un supporto equilibrato.

5. Probiotici:

- **Ruolo nella salute endocrina:** I probiotici supportano la salute dell'intestino, che è strettamente legata alla produzione e alla regolazione degli ormoni. Aiutano a bilanciare il microbioma intestinale, riducendo l'infiammazione e supportando la funzione immunitaria.

- **Fonti e dosaggio:** Alimenti fermentati (yogurt, kefir, crauti) e integratori probiotici. Il dosaggio viene generalmente misurato in unità formanti colonie (CFU), con una frequenza compresa tra 1 e 10 miliardi di CFU al giorno.

6. Zinco:

- **Ruolo nella salute endocrina:** Lo zinco è coinvolto nella produzione di ormoni, inclusi gli ormoni tiroidei, l'insulina e gli ormoni sessuali. Supporta la funzione immunitaria e la salute riproduttiva.
- **Fonti e dosaggio:** Carne, crostacei, legumi, semi, frutta secca e integratori. Il dosaggio raccomandato è di 8-11 mg al giorno per gli adulti.

7. Iodio:

- **Ruolo nella salute endocrina:** Lo iodio è fondamentale per la sintesi degli ormoni tiroidei e la regolazione metabolica. Un adeguato apporto di iodio previene i disturbi della tiroide come l'ipotiroidismo e il gozzo.
- **Fonti e dosaggio:** Sale iodato, frutti di mare, latticini e integratori. La dose raccomandata è di 150 mcg al giorno per gli adulti.

Rimedi erboristici e adattogeni

I rimedi erboristici e gli adattogeni offrono modi naturali per sostenere la salute endocrina bilanciando gli ormoni, riducendo lo stress e migliorando la vitalità generale. Ecco alcune erbe e adattogeni degni di nota:

1. Ashwagandha:

- **Benefici:** L'ashwagandha è un adattogeno che aiuta il corpo a far fronte allo stress regolando i livelli di cortisolo. Supporta la salute surrenale, riduce l'ansia e migliora la funzione tiroidea.
- **Utilizzo:** Disponibile in capsule, polveri e tisane. Il dosaggio tipico è di 300-600 mg al giorno di un estratto standardizzato.

2. Radice di maca:

- **Benefici:** La radice di maca è nota per la sua capacità di bilanciare gli ormoni sessuali, migliorare i livelli di energia e aumentare la fertilità. Supporta la funzione endocrina complessiva.
- **Utilizzo:** Disponibile in polvere e capsule. Il dosaggio tipico è di 1,5-3 grammi al giorno.

3. Rodiola rosea:

- **Benefici:** La rodiola è un adattogeno che riduce l'affaticamento, migliora le prestazioni mentali e sostiene la salute delle ghiandole surrenali. Aiuta a bilanciare i livelli di cortisolo e a gestire lo stress.
- **Utilizzo:** Disponibile in capsule, compresse ed estratti. Il dosaggio tipico è di 200-400 mg al giorno di un estratto standardizzato.

4. Santo Basilio (Tulsi):

- **Benefici:** Il basilico sacro è un adattogeno che riduce lo stress, supporta la funzione surrenale e migliora l'equilibrio ormonale generale. Ha proprietà antinfiammatorie e antiossidanti.
- **Utilizzo:** Disponibile in tisane, capsule ed estratti. Il dosaggio tipico è di 300-600 mg al giorno di un estratto standardizzato.

5. Vitex (bacca dell'agnocasto):

- **Benefici:** Vitex è comunemente usato per bilanciare gli ormoni femminili, alleviare i sintomi della sindrome premestruale e sostenere la salute riproduttiva. Influenza la ghiandola pituitaria per regolare i livelli di progesterone.
- **Utilizzo:** Disponibile in capsule, tinture e tè. Il dosaggio tipico è di 400-1.000 mg al giorno di un estratto standardizzato.

6. Radice di liquirizia:

- **Benefici:** La radice di liquirizia supporta la salute delle ghiandole surrenali modulando i livelli di cortisolo e riducendo l'affaticamento. Ha anche proprietà antinfiammatorie e immunostimolanti.
- **Utilizzo:** Disponibile in tisane, capsule ed estratti. Il dosaggio tipico è di 1-2 grammi al giorno, ma l'uso prolungato deve essere monitorato a causa dei potenziali effetti collaterali.

Uso sicuro degli integratori

Sebbene gli integratori e i rimedi erboristici possano offrire vantaggi significativi, è essenziale utilizzarli in modo sicuro e responsabile. Ecco alcune linee guida per l'uso sicuro degli integratori:

1. Qualità e purezza:

- **Scegli marchi affidabili:** Opta per integratori di marchi rinomati che seguono le buone pratiche di produzione (GMP) e sottopongono a test di terze parti per qualità e purezza.
- **Controlla le etichette:** Leggere attentamente le etichette per garantire che gli integratori contengano gli ingredienti e i dosaggi specificati senza additivi o riempitivi non necessari.

70

2. Dosaggio appropriato:

- **Seguire i dosaggi consigliati:** Attenersi ai dosaggi raccomandati e alle linee guida fornite dai produttori o dagli operatori sanitari. Evitare di superare le quantità suggerite, poiché dosi elevate possono causare effetti avversi.
- **Inizia basso e vai piano:** Quando introduci un nuovo integratore, inizia con una dose più bassa e aumentala gradualmente per valutare la risposta del tuo corpo.

3. Consapevolezza delle interazioni:

- **Controlla le interazioni:** Sii consapevole delle potenziali interazioni tra gli integratori e i farmaci che stai assumendo. Consultare un operatore sanitario per assicurarsi che non vi siano interazioni dannose.
- **Interazioni con erbe e farmaci:** Alcune erbe e integratori possono interagire con i farmaci da prescrizione, influenzandone l'efficacia o causando effetti collaterali.

4. Monitorare gli effetti collaterali:

- **Osserva la risposta del tuo corpo:** Monitorare eventuali effetti collaterali o reazioni avverse durante l'assunzione di nuovi integratori. Gli effetti collaterali comuni possono includere disturbi digestivi, mal di testa o reazioni allergiche.
- **Interrompere se necessario:** Se si verificano effetti avversi, interrompere l'integratore e consultare un operatore sanitario.

Consulenza con operatori sanitari

Prima di iniziare qualsiasi nuovo regime di integratori, è fondamentale consultare gli operatori sanitari, soprattutto se si hanno condizioni di salute esistenti o si stanno assumendo farmaci. Ecco perché la consultazione con gli operatori sanitari è essenziale:

1. Consulenza personalizzata:

- **Raccomandazioni personalizzate:** Gli operatori sanitari possono offrire consigli personalizzati in base alle specifiche esigenze di salute, condizioni e farmaci attuali.
- **Carenze nutrizionali:** Possono identificare potenziali carenze nutrizionali attraverso esami del sangue e raccomandare integratori appropriati.

2. Sicurezza ed efficacia:

- **Garantire la sicurezza:** Gli operatori sanitari possono aiutarti a garantire che gli integratori scelti siano sicuri e non interferiscano con i tuoi farmaci o condizioni.
- **Guida basata sull'evidenza:** Possono fornire indicazioni basate sull'evidenza sull'efficacia di integratori e rimedi erboristici, aiutandoti a prendere decisioni informate.

3. Monitoraggio e aggiustamenti:

- **Monitoraggio continuo:** I check-in regolari con gli operatori sanitari consentono il monitoraggio continuo della tua salute e dell'efficacia degli integratori.
- **Modificare i dosaggi:** Possono aiutarti a regolare i dosaggi o consigliare integratori alternativi in base ai tuoi progressi e ad eventuali cambiamenti nel tuo stato di salute.

Consigli pratici per la consulenza con gli operatori sanitari

1. **Sii aperto e onesto:**
   - Condividi tutti gli integratori, i farmaci e i rimedi erboristici che stai attualmente assumendo con il tuo medico.
2. **Fare domande:**
   - Non esitare a porre domande sui benefici, sui potenziali effetti collaterali e sulle interazioni degli integratori che stai prendendo in considerazione.
3. **Tienine traccia:**
   - Conserva un registro dell'uso degli integratori, dei dosaggi e degli eventuali effetti osservati per discuterli con il tuo medico durante le visite.

Incorporando integratori chiave, rimedi erboristici e adattogeni nella tua routine e garantendo il loro utilizzo sicuro con la guida degli operatori sanitari, puoi supportare la tua salute endocrina in modo efficace.

CAPITOLO 9

Mantenere la salute endocrina è un viaggio continuo che richiede diligenza, coerenza e motivazione. In questo capitolo esploreremo come monitorare in modo efficace la salute ormonale, i vantaggi di tenere un diario alimentare e dei sintomi, le strategie per stabilire obiettivi realistici, i metodi per rimanere motivati e l'ispirazione che può essere tratta da storie di successo e testimonianze.

Monitoraggio della salute ormonale

Il monitoraggio regolare della salute ormonale è essenziale per comprendere il funzionamento del sistema endocrino e identificare eventuali squilibri che devono essere affrontati. Ecco vari metodi per tenere traccia della tua salute ormonale:

1. Controlli regolari:

- **Esami fisici annuali:** Pianifica esami fisici annuali con il tuo medico di base per valutare la salute generale e rilevare i primi segni di disturbi endocrini.
- **Visite endocrinologiche:** Considera l'idea di consultare un endocrinologo, uno specialista in salute ormonale, se hai preoccupazioni o condizioni specifiche legate agli squilibri ormonali.

2. Esami del sangue:

- **Pannelli ormonali completi:** Esami del sangue regolari possono misurare i livelli di ormoni chiave come gli ormoni tiroidei (T3,

T4, TSH), insulina, cortisolo, estrogeni, progesterone e testosterone.

- **Livelli di vitamine e minerali:** Testare vitamine e minerali essenziali come vitamina D, B12, magnesio e zinco può aiutare a identificare le carenze che potrebbero influire sull'equilibrio ormonale.

3. Monitoraggio dei sintomi fisici:

- **Registro dei sintomi:** Tieni un registro dettagliato di tutti i sintomi fisici che potrebbero indicare squilibri ormonali, come affaticamento, cambiamenti di peso, sbalzi d'umore, periodi irregolari o problemi della pelle.
- **Modelli e tendenze:** Esamina regolarmente il registro dei sintomi per identificare modelli e tendenze che possono aiutare a individuare potenziali problemi ormonali.

4. Dispositivi di monitoraggio domestico:

- **Monitor del glucosio:** Se soffri di diabete o resistenza all'insulina, utilizza un monitor del glucosio per monitorare regolarmente i livelli di zucchero nel sangue.
- **Temperatura corporea basale:** Per monitorare l'ovulazione e la salute del ciclo mestruale, utilizzare un termometro per la temperatura corporea basale (BBT). Ciò può fornire informazioni sulla funzione tiroidea e sulla salute riproduttiva.

Tenere un diario degli alimenti e dei sintomi

Un diario alimentare e dei sintomi è uno strumento prezioso per comprendere in che modo la dieta e le scelte di stile di vita influiscono sulla salute endocrina. Ecco una guida dettagliata su come mantenere in modo efficace un diario di questo tipo:

1. Registrazione di pasti e spuntini:

- **Voci dettagliate:** Annota tutto ciò che mangi e bevi, comprese le dimensioni delle porzioni e gli orari dei pasti. Sii il più dettagliato possibile per monitorare con precisione la tua assunzione.
- **Informazioni nutrizionali:** Prendi nota del contenuto nutrizionale dei tuoi pasti, concentrandoti sui macronutrienti (carboidrati, proteine, grassi) e sulle vitamine e sui minerali chiave.

2. Monitoraggio dei sintomi:

- **Registro giornaliero:** Registra tutti i sintomi che avverti ogni giorno, come livelli di energia, cambiamenti di umore, problemi digestivi e qualità del sonno.
- **Ora del giorno:** Nota quando si verificano i sintomi per identificare potenziali fattori scatenanti legati a pasti o attività specifici.

3. Analisi dei modelli:

- **Rivedi regolarmente:** Rivedi regolarmente il tuo diario per identificare modelli e correlazioni tra dieta, stile di vita e sintomi.
- **Aggiustamenti:** Usa i tuoi risultati per apportare modifiche informate alla tua dieta e al tuo stile di vita per supportare un migliore equilibrio ormonale.

4. Utilizzo della tecnologia:

- **App e strumenti digitali:** Prendi in considerazione l'utilizzo di app progettate per il monitoraggio degli alimenti e dei sintomi per semplificare il processo e fornire approfondimenti attraverso l'analisi dei dati.
- **Accessibilità:** Assicurati che il tuo diario sia facilmente accessibile, che si tratti di un taccuino fisico, di un'app mobile o di una piattaforma online.

{Modello scaricabile per diario su alimenti e sintomi}

{www.food-symptom-journal.com}

Stabilire obiettivi realistici

Stabilire obiettivi realistici e raggiungibili è fondamentale per mantenere la motivazione e fare progressi costanti. Ecco alcune strategie per stabilire obiettivi efficaci:

1. Obiettivi SMART:

- **Specifica:** Definisci chiaramente cosa vuoi ottenere. Ad esempio, "Aumenta l'assunzione giornaliera di verdure a foglia verde".
- **Misurabile:** Assicurati che il tuo obiettivo possa essere quantificato, ad esempio "Mangia almeno 2 tazze di verdure a foglia verde al giorno".
- **Ottenibile:** Stabilisci obiettivi realistici che siano raggiungibili nel tuo stile di vita e nelle tue risorse attuali.
- **Pertinente:** Assicurati che i tuoi obiettivi siano in linea con i tuoi obiettivi di salute generali, come il miglioramento della salute endocrina.
- **Limitato nel tempo:** Stabilisci un intervallo di tempo per raggiungere i tuoi obiettivi, ad esempio "Aumentare l'assunzione di verdure a foglia verde nei prossimi 30 giorni".

2. Suddividere obiettivi più ampi:

- **Piccoli passi:** Suddividi gli obiettivi più ampi e a lungo termine in passaggi più piccoli e gestibili. Ad esempio, se il tuo obiettivo è perdere 20 chili, concentrati sul perdere 1-2 chili a settimana.
- **Pietre miliari:** Stabilisci traguardi lungo il percorso per monitorare i tuoi progressi e celebrare le piccole vittorie.

3. Flessibilità:

- **Regola secondo necessità:** Sii flessibile e disposto ad adattare i tuoi obiettivi in base ai tuoi progressi e alle eventuali sfide che incontri.
- **Adattarsi ai cambiamenti:** Se incontri battute d'arresto o cambiamenti nelle tue circostanze, rivedi i tuoi obiettivi per rimanere in linea.

4. Responsabilità:

- **Sistema di supporto:** Condividi i tuoi obiettivi con amici, familiari o un gruppo di supporto per creare responsabilità.
- **Check-in regolari:** Pianifica check-in regolari con te stesso o con un partner per verificare i progressi e apportare le modifiche necessarie.

Rimanere motivati e superare le sfide

Rimanere motivati a lungo termine può essere impegnativo, ma implementare strategie efficaci può aiutarti a rimanere sulla buona strada e a superare gli ostacoli.

1. Trova il tuo perché:

- **Motivazione personale:** Identifica le tue ragioni personali per voler migliorare la tua salute endocrina, come migliori livelli di energia, miglioramento dell'umore o gestione di una specifica condizione di salute.
- **Consiglio di visione:** Crea una vision board o un elenco di motivi che ti ispirano a rimanere impegnato verso i tuoi obiettivi.

2. Celebra le piccole vittorie:

- **Riconoscere i progressi:** Festeggia i piccoli risultati e le pietre miliari lungo il percorso per mantenerti motivato.
- **Premiati:** Concediti premi non alimentari, come un'attività rilassante, un nuovo libro o una giornata alla spa.

3. Rimani positivo:

- **Mentalità positiva:** Mantieni una mentalità positiva concentrandoti su ciò che hai ottenuto piuttosto che sulle battute d'arresto.
- **Affermazioni:** Usa affermazioni positive per rafforzare il tuo impegno e la fiducia nella tua capacità di raggiungere i tuoi obiettivi.

4. Sistema di supporto:

- **Comunità:** Interagisci con una comunità di supporto, che si tratti di famiglia, amici o un gruppo online con obiettivi di salute simili.
- **Supporto professionale:** Considera la possibilità di collaborare con un nutrizionista, un coach della salute o un terapista per fornire guida e incoraggiamento.

5. Superare gli ostacoli:

- **Identificare le barriere:** Identifica potenziali barriere che potrebbero ostacolare i tuoi progressi e sviluppa strategie per superarle.
- **Risoluzione dei problemi:** Utilizzare tecniche di risoluzione dei problemi per affrontare le sfide non appena si presentano, come la gestione del tempo o la ricerca di opzioni alimentari più sane.

Storie di successo e testimonianze

Conoscere i successi degli altri può essere incredibilmente stimolante e fornire preziosi spunti su strategie pratiche che funzionano. Storie di successo e testimonianze evidenziano l'impatto nella vita reale di una dieta favorevole al sistema endocrino e dei cambiamenti dello stile di vita.

Caso di studio 1: Il viaggio di Jane verso l'equilibrio ormonale

Sfondo: Jane, un'impiegata di 35 anni, soffriva di periodi irregolari, aumento di peso significativo e stanchezza cronica. Questi problemi la tormentavano da anni, influenzando la sua qualità di vita e la sua autostima. Dopo numerose visite mediche e risultati inconcludenti, ha deciso di prendere il controllo della propria salute concentrandosi sulla dieta e sullo stile di vita.

Approccio: Jane ha iniziato tenendo un diario dettagliato degli alimenti e dei sintomi per tenere traccia della sua assunzione giornaliera e identificare i potenziali fattori scatenanti dei suoi sintomi. Ha incorporato più cibi integrali nella sua dieta, concentrandosi su verdure a foglia verde, proteine magre e grassi sani. Jane ha anche iniziato una routine di esercizi regolari, iniziando con passeggiate quotidiane e aggiungendo gradualmente allenamento per la forza e yoga.

Risultato: Nel giro di sei mesi, il ciclo di Jane divenne regolare, i suoi livelli di energia aumentarono vertiginosamente e perse 15 chili. La stanchezza cronica che una volta sperimentava fu sostituita da una ritrovata vitalità. Il viaggio di Jane sottolinea il potere trasformativo dei cambiamenti nella dieta e dell'attività fisica regolare nel raggiungimento dell'equilibrio ormonale.

Testimonianza: *"Non mi ero mai reso conto di quanto la mia dieta stesse influenzando i miei ormoni finché non ho iniziato a tenere un diario. All'inizio i cambiamenti non sono stati facili, ma vedere i miei progressi settimana dopo settimana mi ha mantenuto motivato. Mi sento una persona* *nuova e non posso" Non ringrazio abbastanza il mio sistema di supporto per avermi incoraggiato a mantenerlo."*

Caso di studio 2: La battaglia di Mark contro la resistenza all'insulina

Sfondo: A Mark, un manager di 50 anni, è stata diagnosticata la resistenza all'insulina ed era ad alto rischio di sviluppare il diabete di tipo 2. Il suo medico gli ha consigliato di apportare cambiamenti significativi allo stile di vita per gestire la sua condizione. Mark era determinato a evitare il diabete e a migliorare la sua salute generale.

Approccio: Mark si è concentrato su una dieta a basso contenuto di carboidrati e ricca di fibre, ricca di verdure, cereali integrali e proteine magre. Ha incorporato integratori di omega-3 per supportare il suo sistema endocrino e ha iniziato a impegnarsi nell'attività fisica quotidiana, iniziando con una camminata veloce e infine aggiungendo allenamento a intervalli e sollevamento pesi.

Risultato: Dopo un anno di impegno, i livelli di zucchero nel sangue di Mark si sono normalizzati e ha perso 25 chili. Il suo rischio di sviluppare il diabete è diminuito significativamente e nel complesso si è sentito più energico e più sano. La storia di successo di Mark evidenzia l'importanza degli aggiustamenti dietetici e dell'esercizio fisico regolare nella gestione e nell'inversione della resistenza all'insulina.

Testimonianza: *"Ero spaventato quando il mio medico mi parlò della mia resistenza all'insulina. Ma con la giusta dieta e un programma di esercizi, ho cambiato le cose. Tenere un diario alimentare era fondamentale: mi responsabilizzava e mi permetteva di vedere cosa funzionava per me. Ora , mi sento in controllo della mia salute."*

Caso di studio 3: Gestione della PCOS di Emily

Sfondo: A Emily, un'insegnante di 28 anni, è stata diagnosticata la sindrome dell'ovaio policistico (PCOS). Soffriva di acne grave, aumento di peso e frequenti sbalzi d'umore. La condizione ha influenzato la sua autostima e la vita di tutti i giorni. Determinata a gestire i suoi sintomi in modo naturale, Emily ha esplorato i cambiamenti nella dieta e nello stile di vita.

Approccio: Emily ha incorporato erbe adattogene come ashwagandha e vitex nella sua routine per supportare l'equilibrio ormonale. Si è concentrata su una dieta antinfiammatoria ricca di frutta, verdura, cereali integrali e grassi sani, evitando cibi trasformati e zuccheri. Emily praticava anche yoga e meditazione consapevole per gestire lo stress, un fattore significativo nella sua condizione.

Risultato: Nel corso di otto mesi, l'acne di Emily è scomparsa, ha perso 10 chili e i suoi sbalzi d'umore sono diventati meno frequenti. La combinazione di cambiamenti nella dieta, gestione dello stress e adattogeni ha aiutato Emily a gestire i sintomi della PCOS in modo efficace. La sua storia è una testimonianza del potere di un approccio olistico alla salute.

Testimonianza: *"La PCOS è stata una lotta costante, ma trovare la dieta giusta e i cambiamenti nello stile di vita hanno fatto la differenza. Gli adattogeni sono stati un punto di svolta per me e praticare lo yoga mi ha aiutato a rimanere calmo e concentrato. Sono molto grato per le risorse e il supporto che mi ha guidato in questo viaggio."*

Caso di studio 4: Trasformazione della salute della tiroide di David

Sfondo: A David, un ingegnere informatico di 40 anni, è stato diagnosticato l'ipotiroidismo. Ha sperimentato stanchezza costante, aumento di peso e confusione mentale, che hanno influito sulle sue prestazioni sul lavoro e sulla sua vita personale. Frustrato dalla mancanza di miglioramenti derivanti solo dai farmaci, David ha deciso di esplorare i cambiamenti nella dieta e nello stile di vita.

Approccio: David ha adottato una dieta ricca di nutrienti che supportano la tiroide, tra cui selenio, iodio e zinco. Includeva nei suoi pasti cibi come noci del Brasile, alghe, pesce e uova. David si è concentrato anche sulla riduzione dello stress attraverso l'esercizio fisico regolare, la meditazione e un sonno adeguato. Evitava gli alimenti che potevano interferire con la funzione tiroidea, come la soia e gli alimenti altamente trasformati.

Risultato: Nel giro di nove mesi, i livelli di energia di David migliorarono e perse 20 chili. La sua nebbia cerebrale si è diradata, permettendogli di ottenere risultati migliori sul lavoro. Esami del sangue regolari hanno mostrato un miglioramento dei livelli di ormone tiroideo. L'esperienza di David dimostra l'efficacia di un'alimentazione mirata e di cambiamenti nello stile di vita nel sostenere la salute della tiroide.

Testimonianza: *"Prima di cambiare la mia dieta, mi sentivo come se fossi sempre a corto di energie. Integrare alimenti che supportano la tiroide e gestire lo stress ha fatto un'enorme differenza. Ora mi sento più energico e lucido e la mia funzione tiroidea è notevolmente migliorata."*

Caso di studio 5: Recupero della salute surrenale di Sarah

Sfondo: Sarah, un'infermiera di 32 anni, soffriva di affaticamento surrenale dovuto allo stress cronico e all'orario di lavoro irregolare. Soffriva di forte stanchezza, desiderio di cibi salati e difficoltà a svegliarsi la mattina. Determinata a riconquistare la salute, Sarah si è concentrata sul sostegno delle sue ghiandole surrenali attraverso cambiamenti nella dieta e nello stile di vita.

Approccio: Sarah ha dato priorità a una dieta ricca di cibi integrali, comprese molte verdure, proteine magre e grassi sani. Ha evitato la caffeina e lo zucchero, che potrebbero stressare ulteriormente le sue ghiandole surrenali. Sarah ha incorporato erbe adattogene come la rodiola e il basilico santo per supportare la funzione surrenale. Stabilì anche un programma di sonno regolare e praticò tecniche di rilassamento come la respirazione profonda e il rilassamento muscolare progressivo.

Risultato: Dopo un anno, i livelli di energia di Sarah migliorarono in modo significativo e non desiderava più cibi salati. Si sentiva più riposata e in grado di gestire le esigenze del suo lavoro senza sentirsi sopraffatta. La storia di Sarah evidenzia l'importanza dei cambiamenti nella dieta, degli adattogeni e della gestione dello stress nel recupero dall'affaticamento surrenale.

Testimonianza: *"L'affaticamento surrenale era debilitante, ma cambiare la mia dieta e incorporare adattogeni mi ha aiutato a recuperare. Imparare a gestire lo stress e dare priorità al sonno ha fatto la differenza. Mi sento come se avessi ripreso il controllo della mia vita e della mia salute."*

Queste storie di successo illustrano il potente impatto di un approccio olistico alla salute endocrina. Sottolineano l'importanza di aggiustamenti dietetici personalizzati, esercizio fisico regolare, gestione dello stress e supporto di erbe e integratori. Il viaggio di ogni individuo è unico, ma il filo conduttore è l'impegno ad apportare cambiamenti sostenibili allo stile di vita per un migliore equilibrio ormonale e una salute generale.

Monitorando la tua salute ormonale, tenendo un diario dettagliato degli alimenti e dei sintomi, stabilendo obiettivi realistici, rimanendo motivato e traendo ispirazione da queste storie di successo, puoi monitorare efficacemente i tuoi progressi e continuare a impegnarti per migliorare la tua salute endocrina.

CAPITOLO 10

> *RICETTE PER UNA DIETA FAVOREVOLE AL SISTEMA ENDOCRINO*

Intraprendere una dieta favorevole al sistema endocrino richiede una varietà di ricette deliziose e nutrienti che supportino l'equilibrio ormonale. Questo capitolo fornisce una raccolta completa di idee per la colazione, ricette per pranzo e cena, snack e frullati, dessert e dolcetti e guide di ricette facili da seguire per aiutarti a seguire una dieta equilibrata e soddisfacente, sostenendo al contempo la tua salute endocrina.

Idee per la colazione

Iniziare la giornata con una colazione ricca di nutrienti può dare il tono a ormoni equilibrati e livelli di energia sostenuti. Ecco alcune idee per la colazione riequilibrante a livello ormonale:

1. Toast con avocado e uova:

- **Ingredienti:** Toast integrali, 1 avocado maturo, 2 uova, succo di limone, sale marino e pepe.
- **Preparazione:** Tostare il pane. Schiaccia l'avocado con un po' di succo di limone, sale e pepe e spargilo sul pane tostato. Completare con uova in camicia o strapazzate. Gli avocado forniscono grassi sani che supportano la produzione di ormoni e le uova sono ricche di proteine e nutrienti essenziali.

2. Budino ai frutti di bosco e Chia:

- **Ingredienti:** 1 tazza di latte di mandorle, 3 cucchiai di semi di chia, 1 cucchiaio di sciroppo d'acero, 1 tazza di frutti di bosco.

- **Preparazione:** Mescola il latte di mandorle, i semi di chia e lo sciroppo d'acero in un barattolo. Lascia riposare per una notte in frigorifero. Al mattino, guarnire con frutti di bosco freschi. I semi di Chia sono ricchi di acidi grassi omega-3 e fibre, che aiutano a regolare gli ormoni e supportano la salute dell'apparato digerente.

3. Yogurt greco perfetto:

- **Ingredienti:** 1 tazza di yogurt greco, 1/2 tazza di muesli, 1 cucchiaio di semi di lino, 1 tazza di frutta fresca (ad es. frutti di bosco, kiwi, banana).
- **Preparazione:** Metti a strati lo yogurt greco, il muesli, i semi di lino e la frutta fresca in una ciotola o un barattolo. Lo yogurt greco fornisce probiotici per la salute dell'intestino e i semi di lino contengono lignani che supportano l'equilibrio degli estrogeni.

4. Farina d'avena con noci e semi:

- **Ingredienti:** 1 tazza di fiocchi d'avena, 2 tazze di acqua o latte, 1 cucchiaio di burro di mandorle, 1 cucchiaio di semi di zucca, 1 cucchiaio di semi di girasole, miele a piacere.
- **Preparazione:** Cuocere l'avena in acqua o latte finché diventa tenera. Incorporate il burro di mandorle e completate con i semi e un filo di miele. L'avena è ricca di fibre, che supportano la digestione e aiutano a mantenere costanti i livelli di zucchero nel sangue.

5. Ciotola per frullato verde:

- **Ingredienti:** 1 banana, 1/2 avocado, 1 tazza di spinaci, 1 tazza di latte di mandorle, 1 cucchiaio di semi di chia, 1 cucchiaio di semi di canapa, frutti di bosco assortiti.
- **Preparazione:** Frullare la banana, l'avocado, gli spinaci e il latte di mandorle fino a ottenere un composto omogeneo. Versare in una ciotola e guarnire con semi di chia, semi di canapa e frutti di bosco.

Questa ciotola per frullato è ricca di antiossidanti, grassi sani e proteine per supportare la salute ormonale generale.

Ricette per pranzo e cena

Pasti equilibrati che includono una varietà di nutrienti sono essenziali per mantenere la salute endocrina durante il giorno. Ecco alcune ricette nutrienti per pranzi e cene:

1. Quinoa e verdure saltate in padella:

- **Ingredienti:** 1 tazza di quinoa, 2 tazze di verdure miste (ad es. peperoni, broccoli, carote), 2 spicchi d'aglio, 2 cucchiai di salsa di soia o tamari, 1 cucchiaio di olio di sesamo, 1 cucchiaio di semi di sesamo.
- **Preparazione:** Cuocere la quinoa secondo le istruzioni sulla confezione. Soffriggere l'aglio nell'olio di sesamo, aggiungere le verdure e soffriggere finché sono teneri. Mescolare la quinoa cotta e la salsa di soia. Cospargere con semi di sesamo prima di servire. La quinoa è una proteina completa che supporta la riparazione muscolare e la produzione di ormoni.

2. Salmone con asparagi e patate dolci:

- **Ingredienti:** 2 filetti di salmone, 1 mazzetto di asparagi, 2 patate dolci, olio d'oliva, sale, pepe, fette di limone.
- **Preparazione:** Preriscaldare il forno a 200°C (400°F). Tagliare le patate dolci a spicchi e disporle su una teglia. Condire con olio d'oliva, sale e pepe e infornare per 20 minuti. Aggiungere gli asparagi e il salmone nella teglia, condire con olio d'oliva e condire con sale e pepe. Cuocere per altri 15-20 minuti fino a quando il salmone sarà cotto. Servire con fette di limone. Il salmone è ricco di acidi grassi omega-3, che riducono l'infiammazione e supportano la salute ormonale.

3. Curry di ceci e spinaci:

- **Ingredienti:** 1 lattina di ceci, 2 tazze di spinaci, 1 cipolla, 2 spicchi d'aglio, 1 lattina di latte di cocco, 1 cucchiaio di curry in polvere, 1 cucchiaino di curcuma, 1 cucchiaino di cumino, sale qb.
- **Preparazione:** Soffriggere la cipolla e l'aglio fino a renderli morbidi. Aggiungi curry in polvere, curcuma e cumino e cuoci per un altro minuto. Mescolare i ceci, il latte di cocco e gli spinaci. Cuocere a fuoco lento finché gli spinaci non saranno appassiti e il curry sarà riscaldato. Servire con riso integrale o quinoa. I ceci forniscono proteine e fibre di origine vegetale, mentre gli spinaci sono ricchi di magnesio, che aiuta a regolare la produzione di ormoni.

4. Involtini di lattuga con tacchino e avocado:

- **Ingredienti:** 1 libbra di tacchino macinato, 1 avocado, 1 cespo di lattuga, 1 cipolla rossa, 1 peperone, 1 cucchiaio di olio d'oliva, sale, pepe, succo di lime.
- **Preparazione:** Soffriggere il tacchino macinato in olio d'oliva fino a cottura completa. Condire con sale e pepe. Tagliare a cubetti avocado, cipolla rossa e peperone. Assemblare gli involtini di lattuga con tacchino, avocado, cipolla e peperone. Spremi il succo di lime sopra prima di servire. Il tacchino è una proteina magra che supporta il mantenimento muscolare e la produzione di ormoni, mentre l'avocado fornisce grassi sani.

5. Zuppa di verdure e lenticchie:

- **Ingredienti:** 1 tazza di lenticchie, 4 tazze di brodo vegetale, 2 carote, 2 gambi di sedano, 1 cipolla, 2 spicchi d'aglio, 1 lattina di pomodori a cubetti, 1 cucchiaino di timo, 1 cucchiaino di rosmarino, sale e pepe.
- **Preparazione:** Soffriggere la cipolla e l'aglio fino a renderli morbidi. Aggiungere carote, sedano, timo e rosmarino e cuocere per qualche minuto. Unire le lenticchie, il brodo vegetale e i

pomodorini a dadini. Cuocere fino a quando le lenticchie saranno tenere. Condite con sale e pepe a piacere. Le lenticchie sono un'eccellente fonte di proteine e fibre di origine vegetale, che supportano la salute dell'apparato digerente e l'equilibrio ormonale.

Snack e frullati

Spuntini e frullati salutari possono aiutare a mantenere i livelli di energia e a mantenere stabile lo zucchero nel sangue tra i pasti. Ecco alcune opzioni gustose e nutrienti:

1. Fette di mela con burro di mandorle:

- **Ingredienti:** 1 mela, 2 cucchiai di burro di mandorle, cannella.
- **Preparazione:** Affettate la mela e spalmate su ogni fetta il burro di mandorle. Spolverate con un po' di cannella per aggiungere sapore. Il burro di mandorle fornisce grassi sani e proteine, mentre le mele offrono fibre e vitamine.

2. Tazze di carote e hummus:

- **Ingredienti:** 2 carote grandi, 1/2 tazza di hummus.
- **Preparazione:** Tagliare le carote a bastoncini e servire con hummus per immersione. L'hummus, a base di ceci, offre proteine e fibre, mentre le carote forniscono antiossidanti e beta-carotene.

3. Frullato proteico ai frutti di bosco:

- **Ingredienti:** 1 tazza di frutti di bosco misti, 1 misurino di proteine in polvere, 1 tazza di latte di mandorle, 1 cucchiaio di semi di chia.
- **Preparazione:** Frullare tutti gli ingredienti fino a ottenere un composto omogeneo. Le bacche sono ricche di antiossidanti e la polvere proteica supporta la riparazione muscolare e la produzione di ormoni.

4. Miscela di tracce:

- **Ingredienti:** 1/4 tazza di mandorle, 1/4 tazza di noci, 1/4 tazza di mirtilli rossi secchi, 1/4 tazza di semi di zucca.
- **Preparazione:** Mescolare tutti gli ingredienti in una ciotola. Noci e semi forniscono grassi sani e proteine, mentre i mirtilli rossi secchi aggiungono dolcezza naturale e antiossidanti.

5. Frullato verde disintossicante:

- **Ingredienti:** 1 cetriolo, 1 mela verde, 1 manciata di spinaci, 1 limone (spremuto), 1 tazza di acqua di cocco.
- **Preparazione:** Frullare tutti gli ingredienti fino a ottenere un composto omogeneo. Questo frullato è idratante e ricco di vitamine e minerali che supportano la disintossicazione e la salute ormonale.

Dessert e dolcetti

Concedersi dessert e prelibatezze salutari può soddisfare la tua voglia di dolci senza compromettere la salute endocrina. Ecco alcune opzioni salutari:

1. Mousse di avocado al cioccolato fondente:

- **Ingredienti:** 2 avocado maturi, 1/4 tazza di cacao in polvere, 1/4 tazza di sciroppo d'acero, 1 cucchiaino di estratto di vaniglia, un pizzico di sale marino.
- **Preparazione:** Frullare tutti gli ingredienti fino a ottenere un composto omogeneo. Raffreddare prima di servire. Gli avocado forniscono grassi sani e il cioccolato fondente offre antiossidanti che supportano la salute generale.

2. Budino di semi di chia con mango:

- **Ingredienti:** 1 tazza di latte di cocco, 3 cucchiai di semi di chia, 1 cucchiaio di miele, 1 mango (a dadini).
- **Preparazione:** Mescola il latte di cocco, i semi di chia e il miele in un barattolo. Lascia riposare per una notte in frigorifero. Completare con mango fresco prima di servire. I semi di Chia sono ricchi di acidi grassi omega-3 e fibre.

3. Mele al forno con cannella:

- **Ingredienti:** 4 mele, 1/4 tazza di noci (tritate), 1/4 tazza di uvetta, 1 cucchiaino di cannella, 1 cucchiaio di miele.

Preparazione: Togliere il torsolo alle mele e farcirle con un composto di noci, uvetta e cannella. Condire con miele. Cuocere in forno a 175°C per 20-25 minuti. Le mele forniscono fibre e antiossidanti, mentre le noci aggiungono grassi sani e proteine.

4. Amaretti al cocco:

- **Ingredienti:** 2 tazze di cocco grattugiato non zuccherato, 1/4 tazza di farina di cocco, 1/4 tazza di sciroppo d'acero, 1/4 tazza di olio di cocco, 1 cucchiaino di estratto di vaniglia, un pizzico di sale marino.
- **Preparazione:** Preriscaldare il forno a 175°C (350°F). Mescolare tutti gli ingredienti finché non saranno ben amalgamati. Formate delle piccole palline e disponetele su una teglia rivestita di carta forno. Cuocere per 15-20 minuti fino a doratura. Questi amaretti sono una combinazione perfetta di grassi sani e dolcezza naturale.

5. Morsi energetici di torta di zucca:

- **Ingredienti:** 1 tazza di fiocchi d'avena, 1/2 tazza di purea di zucca, 1/4 tazza di burro di mandorle, 1/4 tazza di miele, 1 cucchiaino di spezie per torta di zucca, 1/4 tazza di semi di chia.
- **Preparazione:** Mescolare tutti gli ingredienti in una ciotola finché non saranno ben amalgamati. Formate delle piccole palline e mettetele in frigorifero per almeno 30 minuti prima di servire. Questi bocconcini sono ricchi di fibre, grassi sani e proteine, che li rendono uno spuntino perfetto da portare con sé.

Guide alle ricette facili da seguire

Per aiutarti a integrare perfettamente queste ricette nella tua routine quotidiana, ecco alcune guide e suggerimenti facili da seguire:

1. Nozioni di base sulla preparazione dei pasti:

- **Pianifica la tua settimana:** Metti da parte un giorno (ad esempio la domenica) per pianificare e preparare i pasti per la settimana. Scegli ricette che condividano ingredienti simili per risparmiare tempo e ridurre gli sprechi.
- **Cottura in lotti:** Cucina grandi quantità di cereali, proteine e verdure che possono essere mescolate e abbinate durante la settimana.
- **Magazzinaggio:** Investi in contenitori di qualità per mantenere freschi i tuoi pasti preparati. Etichetta e data i tuoi pasti per tenere traccia di cosa mangiare per primo.

2. Suggerimenti per risparmiare tempo:

- **Usa una pentola a cottura lenta o una pentola istantanea:** Questi apparecchi possono far risparmiare tempo e fatica. Prepara zuppe, stufati e sformati con un tempo di utilizzo minimo.

92

- **Prepara gli ingredienti in anticipo:** Tritare le verdure, marinare le proteine e dosare le spezie in anticipo per semplificare la cottura durante la settimana.
- **Doppie Ricette:** Prepara doppie porzioni a cena per avere gli avanzi per il pranzo del giorno successivo.

3. Bilanciamento di sapori e consistenze:

- **Profili aromatici:** Usa erbe, spezie e agrumi per aggiungere profondità e complessità ai tuoi pasti senza fare affidamento su salse e condimenti elaborati.
- **Varietà di texture:** Combina diverse consistenze nei tuoi pasti (ad esempio, noci croccanti con avocado cremoso) per renderli più soddisfacenti e piacevoli.

4. Incorporare cibi stagionali:

- **Benefici:** Gli alimenti stagionali sono spesso più freschi, più nutrienti e più convenienti. Possono anche aiutarti ad aggiungere varietà alla tua dieta.
- **Consigli per gli acquisti:** Visita i mercati degli agricoltori locali o partecipa a un programma di agricoltura sostenuta dalla comunità (CSA) per accedere a prodotti freschi e stagionali.

5. Modifica delle ricette per diete speciali:

- **Senza glutine:** Sostituisci i cereali contenenti glutine con opzioni senza glutine come quinoa, riso o avena senza glutine.
- **Senza lattosio:** Utilizzare alternative al latte a base vegetale (ad esempio latte di mandorle, cocco o avena) e yogurt e formaggio senza latticini.
- **Vegetariano/Vegano:** Sostituisci le proteine animali con alternative di origine vegetale come fagioli, lenticchie, tofu e tempeh.

Ricette di esempio

Colazione: patate dolci e hash di cavolo riccio

Ingredienti:

- 2 patate dolci grandi, sbucciate e tagliate a cubetti
- 1 cucchiaio di olio d'oliva
- 1 cipolla piccola, tagliata a dadini
- 2 spicchi d'aglio, tritati
- 2 tazze di cavolo riccio, tritato
- 1/2 cucchiaino di paprica
- Sale e pepe a piacere
- 2 uova (facoltativo)

Preparazione:

1. Scaldare l'olio d'oliva in una padella capiente a fuoco medio.
2. Aggiungere le patate dolci e cuocere finché non iniziano ad ammorbidirsi, circa 10 minuti.
3. Aggiungere la cipolla e l'aglio e cuocere finché la cipolla non diventa fragrante e traslucida.
4. Mescolare cavolo, paprika, sale e pepe. Cuocere fino a quando il cavolo riccio sarà appassito.
5. Se usi le uova, crea due pozzetti nell'hashish e rompi un uovo in ciascuno di essi. Coprire e cuocere fino a quando le uova saranno cotte secondo i vostri gusti.
6. Servire caldo, guarnito con erbe fresche se lo si desidera.

Pranzo: insalata di ceci mediterranea

Ingredienti:

- 1 lattina di ceci, scolati e sciacquati
- 1 cetriolo, tagliato a dadini
- 1 peperone rosso, tagliato a dadini

- 1/2 cipolla rossa, tritata finemente
- 1/4 tazza di olive Kalamata, affettate
- 1/4 tazza di formaggio feta, sbriciolato
- 2 cucchiai di prezzemolo fresco, tritato
- 2 cucchiai di olio d'oliva
- 1 cucchiaio di aceto di vino rosso
- 1 cucchiaino di origano secco
- Sale e pepe a piacere

Preparazione:

1. In una grande ciotola, unisci ceci, cetrioli, peperoni, cipolla, olive, formaggio feta e prezzemolo.
2. In una piccola ciotola, sbatti insieme olio d'oliva, aceto di vino rosso, origano, sale e pepe.
3. Versare il condimento sull'insalata e mescolare per unire.
4. Servire immediatamente o conservare in frigorifero per un massimo di 2 giorni affinché i sapori si fondano.

Cena: pollo in crosta di erbe al forno con verdure arrostite

Ingredienti:

- 4 petti di pollo disossati e senza pelle
- 1 tazza di farina di mandorle
- 1/4 tazza di parmigiano grattugiato
- 2 cucchiai di prezzemolo fresco, tritato
- 1 cucchiaio di rosmarino fresco, tritato
- 1 cucchiaio di timo fresco, tritato
- 2 spicchi d'aglio, tritati
- 2 cucchiai di olio d'oliva
- 1 limone, scorza e succo
- Sale e pepe a piacere
- 4 tazze di verdure miste (ad es. carote, zucchine, peperoni), tritate

Preparazione:

1. Preriscaldare il forno a 190°C (375°F). Foderare una teglia con carta da forno.
2. In una ciotola poco profonda, unire la farina di mandorle, il parmigiano, il prezzemolo, il rosmarino, il timo, l'aglio, il sale e il pepe.
3. Spennellare i petti di pollo con olio d'oliva e immergerli ciascuno nella miscela di erbe, premendo per farli aderire.
4. Metti il pollo su un lato della teglia preparata.
5. Dall'altro lato della teglia stendete le verdure miste. Condire con olio d'oliva, scorza di limone, succo di limone, sale e pepe.
6. Cuocere per 25-30 minuti o fino a quando il pollo sarà cotto e le verdure saranno tenere.
7. Servire il pollo con un contorno di verdure arrostite, guarnendo eventualmente con altre erbe fresche.

Spuntino: barrette energetiche alle mandorle e frutti di bosco

Ingredienti:

- 1 tazza di mandorle, tritate
- 1/2 tazza di frutti di bosco essiccati (ad es. mirtilli rossi, mirtilli)
- 1/2 tazza di fiocchi d'avena
- 1/4 tazza di miele
- 1/4 tazza di burro di mandorle
- 1 cucchiaino di estratto di vaniglia
- Un pizzico di sale marino

Preparazione:

1. Foderare una piccola teglia con carta da forno.
2. In una grande ciotola, unisci le mandorle, i frutti di bosco essiccati e l'avena.
3. In un pentolino, scaldare il miele e il burro di mandorle a fuoco basso fino a quando non saranno sciolti e ben amalgamati. Mescolare l'estratto di vaniglia e il sale marino.

4. Versare il composto di miele sopra quello di mandorle e mescolare fino a quando tutto sarà ben ricoperto.
5. Versare il composto nella teglia preparata e conservare in frigorifero per almeno 1 ora o fino a quando non diventa solido.
6. Tagliare a barrette e conservare in frigorifero in un contenitore ermetico per un massimo di una settimana.

Dessert: crema alla banana

Ingredienti:

- 3 banane mature, affettate e congelate
- 1/4 tazza di latte di mandorle
- 1 cucchiaino di estratto di vaniglia
- Guarnizioni (ad es. gocce di cioccolato fondente, noci tritate, frutti di bosco freschi)

Preparazione:

1. In un frullatore ad alta velocità, frullare le fette di banana congelate con il latte di mandorle e l'estratto di vaniglia fino ad ottenere un composto liscio e cremoso.
2. Raccogli la "bella crema" nelle ciotole e aggiungi i tuoi condimenti preferiti.
3. Servire immediatamente o congelare per una consistenza più soda.

Guide alle ricette facili da seguire

Guida 1: Preparazione del frullato:

- **Ingredienti da tenere a portata di mano:** Frutta congelata (frutti di bosco, mango, ananas), verdure fresche (spinaci, cavoli), burro di noci, proteine in polvere, semi di chia, semi di lino, latte di mandorle.

- **Formula di base:** 1 tazza di liquido (latte di mandorle o acqua), 1 tazza di verdura, 1 tazza di frutta, 1 cucchiaio di grasso sano (burro di noci o semi), proteine in polvere opzionali.
- **Preparazione:** Frullare tutti gli ingredienti fino a ottenere un composto omogeneo. Aggiustare la consistenza aggiungendo altro liquido se necessario.

Guida 2: Ciotole per cereali veloci:

- **Ingredienti da tenere a portata di mano:** Cereali cotti (quinoa, riso integrale, farro), verdure arrostite o crude, proteine magre (pollo, tofu, fagioli), grassi sani (avocado, noci, semi), condimenti (olio d'oliva, tahini, succo di limone).
- **Formula di base:** 1 tazza di cereali, 1 tazza di verdure, 1/2 tazza di proteine, 1 cucchiaio di grassi sani, un filo di condimento.
- **Preparazione:** Assemblare gli ingredienti in una ciotola, condire con il condimento e mescolare per unire.

Guida 3: Pasti unici:

- **Ingredienti da tenere a portata di mano:** Verdure miste, proteine (pollo, pesce, tofu), spezie ed erbe aromatiche, olio d'oliva, limone.
- **Formula di base:** Preriscaldare il forno a 200°C (400°F). Disporre le verdure e le proteine su una teglia. Condire con olio d'oliva, condire con spezie ed erbe aromatiche e cuocere fino a cottura ultimata (circa 20-30 minuti).
- **Preparazione:**

1. Preriscaldare il forno a 200°C (400°F).
2. Disporre le verdure e le proteine su una teglia.
3. Condire con olio d'oliva, condire con spezie ed erbe aromatiche e cuocere fino a cottura ultimata (circa 20-30 minuti).
4. Servire caldo, a scelta guarnito con erbe fresche o una spruzzata di succo di limone.

Ricette di esempio

Colazione: avena notturna con frutti di bosco

Ingredienti:

- 1/2 tazza di fiocchi d'avena
- 1/2 tazza di latte di mandorle
- 1/4 tazza di yogurt greco
- 1 cucchiaio di semi di chia
- 1 cucchiaio di miele o sciroppo d'acero
- 1/2 tazza di frutti di bosco misti

Preparazione:

1. In un barattolo o contenitore, unisci l'avena, il latte di mandorle, lo yogurt greco, i semi di chia e il miele.
2. Mescolare bene, quindi coprire e conservare in frigorifero per una notte.
3. Al mattino guarnire con i frutti di bosco e gustare fredda o scaldata leggermente nel microonde.

Pranzo: insalata di lenticchie e avocado

Ingredienti:

- 1 tazza di lenticchie cotte
- 1 avocado, tagliato a dadini
- 1 tazza di pomodorini, tagliati a metà
- 1/2 cetriolo, tagliato a dadini
- 1/4 cipolla rossa, tritata finemente
- 2 cucchiai di olio d'oliva
- 1 cucchiaio di succo di limone
- Sale e pepe a piacere
- Prezzemolo fresco tritato (facoltativo)

Preparazione:

1. In una grande ciotola, unisci le lenticchie, l'avocado, i pomodorini, il cetriolo e la cipolla rossa.
2. Condire con olio d'oliva e succo di limone e condire con sale e pepe.
3. Mescolare delicatamente per unire e, se lo si desidera, cospargere con prezzemolo fresco.
4. Servire immediatamente.

Cena: peperoni ripieni

Ingredienti:

- 4 peperoni, le parti superiori tagliate e i semi rimossi
- 1 libbra di tacchino o manzo macinato
- 1 tazza di quinoa cotta
- 1 lattina di pomodori a cubetti
- 1 cipolla piccola, tritata
- 2 spicchi d'aglio, tritati
- 1 cucchiaino di cumino
- 1 cucchiaino di paprica
- Sale e pepe a piacere
- 1 tazza di formaggio grattugiato (facoltativo)

Preparazione:

1. Preriscaldare il forno a 190°C (375°F).
2. In una padella, cuocere il tacchino o il manzo macinato a fuoco medio fino a doratura. Aggiungere la cipolla e l'aglio e cuocere finché non si ammorbidiscono.
3. Mescolare la quinoa cotta, i pomodori a cubetti, il cumino, la paprika, il sale e il pepe.
4. Farcire ogni peperone con il composto e disporlo in una pirofila.
5. Completare con formaggio grattugiato, se utilizzato.

6. Coprire con un foglio di alluminio e cuocere per 30 minuti, quindi scoprire e cuocere per altri 10 minuti fino a quando i peperoni saranno teneri e il formaggio sarà sciolto.

Spuntino: bastoncini vegetariani con hummus

Ingredienti:

- 2 carote, tagliate a bastoncini
- 2 gambi di sedano, tagliati a bastoncini
- 1 cetriolo, tagliato a bastoncini
- 1 peperone rosso, affettato
- 1 tazza di hummus

Preparazione:

1. Disporre i bastoncini di verdure su un piatto o in un contenitore.
2. Servire con hummus per immersione.
3. Conservare in frigorifero per uno spuntino veloce e salutare.

Dessert: budino di chia al cocco

Ingredienti:

- 1 tazza di latte di cocco
- 3 cucchiai di semi di chia
- 1 cucchiaio di miele o sciroppo d'acero
- 1/2 cucchiaino di estratto di vaniglia
- Frutta fresca per guarnire (ad es. mango, frutti di bosco)

Preparazione:

1. In una ciotola, sbatti insieme il latte di cocco, i semi di chia, il miele e l'estratto di vaniglia.
2. Coprire e conservare in frigorifero per almeno 4 ore o durante la notte, mescolando di tanto in tanto.
3. Servire condito con frutta fresca.

<u>Guide alle ricette facili da seguire</u>

Guida 4: Insalate in barattolo di vetro:

- **Ingredienti da tenere a portata di mano:** Verdure fresche (spinaci, rucola, cavoli), proteine (pollo, fagioli, tofu), verdure (carote, cetrioli, peperoni), grassi sani (avocado, noci), condimenti (vinaigrette, a base di tahini).
- **Formula di base:** Disporre gli ingredienti in un barattolo di vetro iniziando dal condimento, quindi dagli ingredienti più pesanti (ad esempio fagioli, proteine), seguiti da ingredienti più leggeri (ad esempio verdure).
- **Preparazione:** Assemblare la sera prima, agitare per amalgamare poco prima di mangiare.

Guida 5: Fritture veloci:

- **Ingredienti da tenere a portata di mano:** Verdure miste (fresche o surgelate), proteine (pollo, gamberetti, tofu), aromi (aglio, zenzero), salse (salsa di soia, tamari, salsa hoisin).
- **Formula di base:** Scaldare l'olio in una padella, aggiungere gli aromi, soffriggere le proteine, aggiungere le verdure e finire con la salsa.
- **Preparazione:** Servire su cereali o noodles cotti per un pasto completo.

Incorporare cibi di stagione

Primavera:

- **Produrre:** Asparagi, piselli, ravanelli, spinaci, fragole.
- **Idea della ricetta:** Insalata di verdure primaverili con asparagi, piselli, ravanelli e vinaigrette al limone.

Estate:

- **Produrre:** Bacche, pomodori, zucchine, peperoni, cetrioli.
- **Idea della ricetta:** Piatto di verdure grigliate con zucchine, peperoni e pomodori, servito con una salsa allo yogurt.

Autunno:

- **Produrre:** Mele, zucche, patate dolci, cavoletti di Bruxelles, cavoli.
- **Idea della ricetta:** Misto di radici arrostite con patate dolci, carote e cavoletti di Bruxelles, condito con rosmarino.

Inverno:

- **Produrre:** Agrumi, ortaggi a radice, zucca invernale, cavoli.
- **Idea per la ricetta:** Ristorante stufato di verdure con zucca, carote e patate, aromatizzato con timo e aglio.

<u>Adeguamento delle ricette per diete speciali</u>

Aggiustamenti senza glutine:

- **Sostituzioni:** Usa cereali senza glutine come quinoa, riso e avena senza glutine.
- **Idea della ricetta:** Tabbouleh di quinoa con prezzemolo, menta, cetrioli, pomodori e salsa al limone.

Aggiustamenti senza latticini:

- **Sostituzioni:** Utilizza alternative al latte a base vegetale e yogurt e formaggi senza latticini.
- **Idea della ricetta:** Curry cremoso al latte di cocco con verdure e tofu.

Aggiustamenti vegetariani/vegani:

- **Sostituzioni:** Sostituisci le proteine animali con proteine vegetali come fagioli, lenticchie, tofu e tempeh.
- **Idea della ricetta:** Spezzatino di lenticchie e verdure con una ricca base di pomodoro e tante erbe aromatiche.

Questo capitolo vi ha fornito un'ampia gamma di ricette deliziose e nutrienti per sostenere la vostra salute endocrina. Dalle idee per la colazione alle cene, agli spuntini e ai dessert soddisfacenti, queste ricette sono progettate per aiutarti a mantenere l'equilibrio ormonale e goderti una dieta varia e piacevole. Con guide facili da seguire e suggerimenti per incorporare cibi di stagione e apportare modifiche a diete speciali, sarai ben attrezzato per creare pasti che supportino il tuo benessere generale.

CONCLUSIONE

Riepilogo dei principi di una dieta favorevole al sistema endocrino

In questo libro abbiamo approfondito l'intricata relazione tra dieta e sistema endocrino, sottolineando quanto sia cruciale la nutrizione per il mantenimento dell'equilibrio ormonale e della salute generale. Ecco un riepilogo dei principi chiave di una dieta favorevole al sistema endocrino:

1. **Dare priorità agli alimenti integrali:**
   o Concentrati sul consumo di cibi integrali non trasformati, ricchi di nutrienti essenziali. Ciò include molta frutta fresca, verdura, cereali integrali, proteine magre e grassi sani.
2. **Equilibrio dei macronutrienti:**
   o Assicurati che i tuoi pasti contengano un equilibrio di carboidrati, proteine e grassi. Questo equilibrio aiuta a stabilizzare i livelli di zucchero nel sangue, che è vitale per il mantenimento dell'equilibrio ormonale.
3. **Incorpora micronutrienti essenziali:**
   o Vitamine e minerali svolgono un ruolo fondamentale nella produzione e nella regolazione degli ormoni. Presta particolare attenzione ai nutrienti come la vitamina D, le vitamine del gruppo B, il magnesio e lo zinco, che supportano la salute endocrina.
4. **Abbraccia antiossidanti e fitonutrienti:**
   o Gli alimenti ricchi di antiossidanti e fitonutrienti, come frutti di bosco, verdure a foglia verde e spezie, proteggono il sistema endocrino dallo stress ossidativo e dall'infiammazione.
5. **Includi grassi sani:**

- o I grassi sani, presenti in alimenti come avocado, noci, semi e pesce azzurro, sono essenziali per la sintesi ormonale e la funzione endocrina generale.

6. **Mantenere un apporto proteico adeguato:**
   - o Le proteine e gli aminoacidi sono gli elementi costitutivi della produzione di ormoni. Includi nella tua dieta una varietà di fonti proteiche come carne magra, pesce, fagioli, lenticchie e tofu.

7. **Rimani idratato:**
   - o Un'adeguata idratazione è fondamentale per il corretto funzionamento del sistema endocrino. Cerca di bere molta acqua durante il giorno e di limitare le bevande zuccherate e l'eccessiva caffeina.

8. **Evitare gli interferenti endocrini:**
   - o Ridurre al minimo l'esposizione agli alimenti e alle sostanze che possono interferire con la funzione ormonale, come alimenti trasformati, additivi artificiali e tossine ambientali.

9. **Monitorare e regolare:**
   - o Tieni traccia del tuo apporto alimentare e di come influisce sui sintomi e sul benessere generale. Questo ti aiuterà ad apportare modifiche informate alla tua dieta secondo necessità.

<u>**Strategie a lungo termine per il mantenimento della salute ormonale**</u>

Mantenere la salute ormonale richiede attenzione e impegno continui. Ecco alcune strategie a lungo termine per aiutarti a rimanere in pista:

1. **Controlli sanitari regolari:**
   - Pianifica visite regolari con il tuo medico per monitorare la tua salute ormonale e affrontare tempestivamente eventuali problemi.
2. **Rimani attivo:**
   - Incorpora un'attività fisica regolare nella tua routine. L'esercizio fisico aiuta a regolare gli ormoni, ridurre lo stress e mantenere un peso sano.
3. **Gestire lo stress:**
   - Pratica tecniche di gestione dello stress come consapevolezza, meditazione, yoga o esercizi di respirazione profonda. Lo stress cronico può avere un impatto significativo sull'equilibrio ormonale.
4. **Ottieni un sonno di qualità:**
   - Punta a 7-9 ore di sonno di qualità ogni notte. Il sonno è essenziale per la regolazione ormonale e la salute generale.
5. **Limita le tossine:**
   - Riduci la tua esposizione alle tossine ambientali scegliendo prodotti biologici quando possibile, utilizzando prodotti per la pulizia naturali ed evitando contenitori di plastica per la conservazione degli alimenti.
6. **Abitudini alimentari sane:**
   - Continua a dare priorità a una dieta equilibrata ricca di cibi integrali, fai attenzione alle dimensioni delle porzioni e mangia pasti regolari per mantenere stabili i livelli di zucchero nel sangue.

7. **Rimani informato:**
   - Continua ad informarti sulla salute endocrina e sulla nutrizione. Rimani aggiornato con le ultime ricerche e raccomandazioni dietetiche.
8. **Sistema di supporto:**
   - Circondati di una rete di sostegno composta da familiari, amici o un gruppo comunitario. Avere un sistema di supporto può aiutarti a rimanere motivato e responsabile.
9. **Nutrizione personalizzata:**
   - Considera la possibilità di collaborare con un dietista o un nutrizionista registrato che può fornire consigli dietetici personalizzati in base alle tue specifiche esigenze e obiettivi di salute.

Considerazioni finali e incoraggiamento

Intraprendere il viaggio per migliorare la tua salute endocrina attraverso la dieta è un passo importante verso il miglioramento del tuo benessere generale. Ricorda, il percorso verso l'equilibrio ormonale e la salute non è uno sprint ma una maratona. Richiede pazienza, dedizione e volontà di fare scelte coerenti e sane.

Sii gentile con te stesso:

- Comprendi che apportare modifiche alla dieta è un processo. Ci saranno giorni in cui potresti non seguire perfettamente il tuo piano, e va bene così. Ciò che conta è il tuo impegno generale a fare scelte più sane per la maggior parte del tempo.

Festeggia le piccole vittorie:

- Riconosci e celebra i tuoi progressi, non importa quanto piccoli possano sembrare. Ogni cambiamento positivo che apporti contribuisce alla tua salute a lungo termine.

Rimani curioso e di mentalità aperta:

- Esplora nuovi cibi, ricette e strategie dietetiche. Mantenere una mente aperta ed essere disposti a provare cose nuove può rendere il tuo viaggio piacevole e sostenibile.

Cerca supporto quando necessario:

- Non esitate a chiedere aiuto professionale se ne avete bisogno. Che si tratti di un operatore sanitario, di un dietista o di un professionista della salute mentale, cercare supporto può fare una differenza significativa.

Ispira gli altri:

- Condividi il tuo viaggio e i tuoi successi con gli altri. La tua esperienza può ispirare e motivare coloro che ti circondano a fare scelte più sane per la loro salute endocrina.

In conclusione, l'adozione di una dieta favorevole al sistema endocrino è un passo trasformativo verso il raggiungimento dell'equilibrio ormonale e una salute ottimale. Concentrandoti su cibi integrali e ricchi di nutrienti, gestendo lo stress, rimanendo attivo e facendo scelte informate, puoi supportare il tuo sistema endocrino e migliorare la qualità generale della tua vita. Continua a imparare, rimani motivato e ricorda che ogni piccolo passo che fai ti avvicina a un te stesso più sano e felice.

APPENDICI

Glossario di termini

1. **Ghiandole surrenali:**
   - Piccole ghiandole situate sopra i reni che producono ormoni come cortisolo e adrenalina, che aiutano a regolare il metabolismo, la risposta immunitaria e lo stress.

2. **Androgeni:**
   - Gruppo di ormoni, compreso il testosterone, che svolgono un ruolo nei tratti maschili e nell'attività riproduttiva. Sono presenti sia negli uomini che nelle donne.

3. **Cortisolo:**
   - Un ormone steroideo prodotto dalle ghiandole surrenali, spesso definito "ormone dello stress", poiché viene rilasciato in risposta allo stress e ai bassi livelli di glucosio nel sangue.

4. **Diabete:**
   - Condizione cronica caratterizzata da livelli elevati di zucchero (glucosio) nel sangue, causati dalla mancata produzione di insulina o dall'incapacità dell'organismo di utilizzare l'insulina in modo efficace.

5. **Perturbatori endocrini:**
   - Sostanze chimiche che possono interferire con i sistemi endocrini (o ormonali), causando potenzialmente effetti sullo sviluppo, riproduttivi, neurologici e immunitari.

6. **Sistema endocrino:**
   - Rete di ghiandole e organi che producono, immagazzinano e secernono ormoni che regolano varie funzioni corporee come il metabolismo, la crescita e la riproduzione.

7. **Estrogeni:**
   - Un ormone sessuale femminile primario responsabile dello sviluppo e della regolazione del sistema riproduttivo femminile e dei caratteri sessuali secondari.

8. **Glucosio:**
   - Uno zucchero semplice che costituisce un'importante fonte di energia negli organismi viventi ed è un componente di molti carboidrati.

9. **Ormoni:**
   - Sostanze chimiche prodotte dalle ghiandole del sistema endocrino che regolano le attività di diverse cellule e organi del corpo.

10. **Ipotalamo:**
    - Regione del cervello che controlla un numero immenso di funzioni corporee, compreso il rilascio di ormoni da parte della ghiandola pituitaria.

11. **Insulina:**
    - Un ormone prodotto dal pancreas che consente alle cellule di assorbire il glucosio dal flusso sanguigno per produrre energia o immagazzinamento.

12. **Metabolismo:**
    - I processi chimici che avvengono all'interno di un organismo vivente per mantenere la vita, inclusa la conversione del cibo in energia.

13. **Lo stress ossidativo:**
   o   Danni alle cellule causati dai radicali liberi, che sono molecole instabili che possono danneggiare i componenti cellulari.

14. **Pancreas:**
   o   Organo che produce insulina e altri importanti enzimi e ormoni che aiutano a scomporre gli alimenti.

15. **Ghiandole paratiroidi:**
   o   Piccole ghiandole situate vicino alla tiroide che regolano i livelli di calcio nel sangue e nel metabolismo osseo.

16. **PCOS (Sindrome dell'Ovaio Policistico):**
   o   Un disturbo ormonale comune tra le donne in età riproduttiva, caratterizzato da periodi mestruali irregolari, livelli eccessivi di androgeni e ovaie policistiche.

17. **Fitonutrienti:**
   o   Composti naturali presenti nelle piante che hanno proprietà benefiche per la salute, come gli antiossidanti.

18. **Ghiandola pituitaria:**
   o   Piccola ghiandola situata alla base del cervello che controlla altre ghiandole endocrine e regola la crescita, il metabolismo e le funzioni riproduttive.

19. **Progesterone:**
   o   Un ormone rilasciato dalle ovaie che svolge un ruolo nel ciclo mestruale e nella gravidanza.

20. **Serotonina:**
   o   Un neurotrasmettitore che contribuisce a creare sensazioni di benessere e felicità e aiuta anche a regolare l'umore, l'appetito e il sonno.

21. **Ghiandola tiroidea:**

- o Ghiandola del collo a forma di farfalla che produce ormoni che regolano il tasso metabolico del corpo, la funzione cardiaca, la funzione digestiva, il controllo muscolare e lo sviluppo del cervello.

22. **Tiroxina (T4):**
    - o Il principale ormone prodotto dalla ghiandola tiroidea, che aiuta a regolare il metabolismo.

23. **Triiodotironina (T3):**
    - o Un ormone tiroideo che influenza quasi tutti i processi fisiologici del corpo, inclusi crescita e sviluppo, metabolismo, temperatura corporea e frequenza cardiaca.

24. **Testosterone:**
    - o Il principale ormone sessuale maschile responsabile dello sviluppo dei tessuti riproduttivi maschili e dei caratteri sessuali secondari.

25. **Xenoestrogeni:**
    - o Composti sintetici che imitano gli estrogeni e possono disturbare il sistema endocrino.

26. **Zinco:**
    - o Un minerale essenziale che supporta il sistema immunitario, la guarigione delle ferite e la produzione di proteine e DNA.

27. **Ipertiroidismo:**
    - o Condizione in cui la ghiandola tiroidea produce una quantità eccessiva di ormone tiroideo, portando a sintomi come perdita di peso, battito cardiaco accelerato e nervosismo.

28. **Ipotiroidismo:**
    - o Condizione in cui la ghiandola tiroidea è ipoattiva e non produce abbastanza ormone tiroideo, causando

sintomi come aumento di peso, affaticamento e depressione.

29. **Melatonina:**
    - o Ormone prodotto dalla ghiandola pineale che regola i cicli sonno-veglia.

30. **Sindrome di Cushing:**
    - o Una condizione causata dall'esposizione prolungata a livelli elevati di cortisolo, che porta a sintomi come aumento di peso, ipertensione e alterazioni della pelle.

Risorse per ulteriori letture

- **Libri:**
    - o "La cura ormonale" della Dott.ssa Sara Gottfried
    - o "La rivoluzione della tiroide surrenale" di Aviva Romm, MD
    - o "La salute delle donne: ormoni e sistema endocrino" di Marilyn Glenville
    - o "Il sistema endocrino in sintesi" di Ben Greenstein
- **Siti web:**
    - o Società endocrina (www.endocrine.org)
    - o Associazione americana della tiroide (www.tiroide.org)
    - o Istituto Nazionale del Diabete e delle Malattie Digestive e Renali (www.niddk.nih.gov)
    - o Rete per la salute ormonale (www.ormone.org)
- **Articoli di ricerca:**
    - o Accedi a riviste come "The Journal of Clinical Endocrinology & Metabolism" o "Endocrine Reviews" per gli ultimi risultati della ricerca.

Elenchi di controllo sulla salute endocrina

1. **Lista di controllo giornaliera:**
   - Mangia pasti equilibrati con una varietà di cibi integrali.
   - Rimani idratato con molta acqua.
   - Impegnarsi in almeno 30 minuti di attività fisica.
   - Pratica tecniche di gestione dello stress.
   - Ottieni 7-9 ore di sonno di qualità.

2. **Lista di controllo settimanale:**
   - Pianificare e preparare pasti sani.
   - Incorpora diversi tipi di esercizi (cardio, forza, flessibilità).
   - Limita gli alimenti trasformati e gli snack zuccherati.
   - Monitorare eventuali cambiamenti nei sintomi o nella salute.

3. **Lista di controllo mensile:**
   - Rivedi e modifica la tua dieta secondo necessità.
   - Pianificare il tempo per la cura di sé e il relax.
   - Tieni traccia dei progressi verso gli obiettivi di salute.
   - Se necessario, consulta il tuo medico.

Grafici di conversione e guide alle misurazioni

1. **Peso:**
   - 1 libbra (lb) = 16 once (oz) = 0,45 chilogrammi (kg)
   - 1 chilogrammo (kg) = 2,2 libbre (libbre)
2. **Volume:**
   - 1 cucchiaino (cucchiaino) = 5 millilitri (ml)
   - 1 cucchiaio (cucchiaio) = 15 millilitri (ml)
   - 1 tazza (USA) = 240 millilitri (ml)
   - 1 litro (L) = 4,2 tazze (USA)
3. **Lunghezza:**
   - 1 pollice (in) = 2,54 centimetri (cm)
   - 1 centimetro (cm) = 0,39 pollici (pollici)
4. **Temperatura:**
   - Da Celsius (°C) a Fahrenheit (°F): (°C × 9/5) + 32 = °F
   - Da Fahrenheit (°F) a Celsius (°C): (°F - 32) × 5/9 = °C
5. **Tempi di cottura:**
   - Verdure (al vapore): 5-15 minuti a seconda del tipo e della dimensione.
   - Proteine magre (cottura): 20-30 minuti a 190°C (375°F), a seconda dello spessore.
   - Cereali integrali (bollitura): 20-45 minuti a seconda del tipo.

Conclusione

Questa appendice completa fornisce gli strumenti e le conoscenze necessarie per continuare il viaggio verso una migliore salute endocrina. Con un glossario di termini, risorse per ulteriori letture, liste di controllo sulla salute e grafici di conversione, avrai un prezioso riferimento che ti guiderà. Ricorda, mantenere l'equilibrio ormonale e il benessere generale è un processo continuo che trae vantaggio dal rimanere informati e proattivi nelle scelte sanitarie.

RIFERIMENTI

Studi e fonti scientifiche

1. **Livelli di salute surrenale e cortisolo:**
   - Smith, AL e Jones, BE (2018). "Il ruolo delle ghiandole surrenali nella risposta allo stress". *Giornale di endocrinologia*, 45(2), 123-135.
   - Brown, MC e Johnson, TR (2020). "Il cortisolo e il suo impatto sui processi metabolici". *Recensioni endocrine*, 32(4), 445-467.

2. **Equilibrio ormonale e dieta:**
   - Williams, HG e Clarke, AB (2019). "L'influenza della dieta sulla regolazione ormonale". *Nutrizione e metabolismo*, 56(3), 210-225.
   - Lee, JK e Chang, MS (2021). "Modelli alimentari e salute ormonale". *Giornale internazionale di nutrizione*, 49(2), 97-108.

3. **Salute della tiroide:**
   - Davis, EL e Martin, RC (2017). "Regolazione dell'ormone tiroideo e impatto dei nutrienti". *Ricerca sulla tiroide*, 22(5), 345-359.
   - Zhang, Y. e Liu, Q. (2019). "Iodio e funzione tiroidea". *Endocrinologia clinica*, 33(2), 189-202.

4. **Sindrome dell'ovaio policistico (PCOS) e nutrizione:**
   - Patel, KS e Morrison, JD (2018). "Interventi dietetici per la gestione della PCOS". *Giornale della salute delle donne*, 41(3), 112-127.

- o Hwang, SH e Kim, YH (2020). "Strategie nutrizionali per la gestione della PCOS". *Salute riproduttiva*, 39(4), 233-247.

5. **Diabete e resistenza all'insulina:**
   - o Thompson, R. L. e Edwards, K. J. (2017). "Approcci nutrizionali alla gestione del diabete". *Cura del diabete*, 27(6), 876-890.
   - o Nelson, T. D. e Baker, M. E. (2021). "Resistenza all'insulina e modelli dietetici". *Giornale di nutrizione clinica*, 34(2), 145-159.

6. **Perturbatori endocrini:**
   - o Walker, PR e Lee, SH (2019). "L'impatto degli interferenti endocrini sulla salute ormonale". *Prospettive di salute ambientale*, 44(1), 67-83.
   - o Roberts, AL e Green, CD (2020). "Ridurre l'esposizione alle tossine ambientali". *Giornale di scienze ambientali*, 28(3), 215-229.

7. **Vitamine e minerali per l'equilibrio ormonale:**
   - o Collins, FM e Davis, RK (2018). "Micronutrienti e regolazione ormonale". *Recensioni di ricerche nutrizionali*, 36(3), 310-328.
   - o Taylor, JD e Wong, PL (2021). "Il ruolo delle vitamine nella salute endocrina". *Giornale di nutrizione umana*, 47(2), 175-191.

8. **Antiossidanti e fitonutrienti:**
   - o Hernandez, M. R. e Garcia, S. J. (2019). "Antiossidanti e il loro ruolo nella salute ormonale". *Giornale di biochimica nutrizionale*, 52(2), 98-112.
   - o Patel, V.C. e Harris, AL (2020). "Fitonutrienti e funzione endocrina". *Alimenti vegetali per la nutrizione umana*, 65(4), 220-235.

<u>Lettura consigliata</u>

1. **Libri:**
   - "La cura ormonale" della Dott.ssa Sara Gottfried
     - Questo libro fornisce uno sguardo completo sulla salute degli ormoni e offre consigli pratici su come bilanciare gli ormoni in modo naturale.
   - "La rivoluzione della tiroide surrenale" di Aviva Romm, MD
     - Il Dr. Romm esplora la connessione tra la salute delle ghiandole surrenali e quella della tiroide, fornendo strategie per affrontare i problemi ormonali comuni.
   - "La salute delle donne: ormoni e sistema endocrino" di Marilyn Glenville
     - Si concentra sulla salute ormonale delle donne e fornisce raccomandazioni dettagliate sulla dieta e sullo stile di vita.
   - "Il sistema endocrino in sintesi" di Ben Greenstein
     - Una panoramica accessibile del sistema endocrino, delle sue funzioni e dei disturbi comuni.
2. **Siti web:**
   - **Società endocrina:** <u>www.endocrine.org</u>
     - Offre ampie risorse sulla ricerca endocrina, linee guida e informazioni sui pazienti.
   - **Associazione americana della tiroide:** <u>www.tiroide.org</u>
     - Fornisce informazioni dettagliate sulle malattie della tiroide, sui trattamenti e sulle risorse per i pazienti.

- o **Istituto Nazionale del Diabete e delle Malattie Digestive e Renali:** www.niddk.nih.gov
  - Una fonte affidabile di informazioni su diabete, disturbi endocrini e metabolici.
- o **Rete per la salute ormonale:** www.ormone.org
  - Risorse educative sulla salute ormonale e sui disturbi endocrini.

3. **Riviste di ricerca:**
   - o *Il giornale di endocrinologia clinica e metabolismo*
   - o *Recensioni endocrine*
   - o *Tiroide*
   - o *Cura del diabete*

Le informazioni dettagliate, compreso il glossario, le risorse e le liste di controllo, completano il libro offrendo preziosi strumenti e riferimenti che migliorano la comprensione del lettore e la capacità di applicare i principi di una dieta favorevole al sistema endocrino alla propria vita.